허리 통증 해방

일러두기

- 책의 사례에서 개인 정보와 관련된 부분은 변경하거나 삭제했으며 모든 이름은 가명입니다.
- 책 속의 정보는 의사의 진료를 대신할 수 없고, 의학적 치료에 대해 궁금한 점이 있다면 의사의 조언을 구해야 함을 알립니다.
- 책에서 소개하는 운동은 통증이 없는 선에서 이루어져야 하며, 무리한 운동으로 건강을 해치지 않도록 유의합니다.

허리 통증 해방

: 호흡부터 운동까지, 오늘부터 시작하는 척추 리셋 프로젝트

초판 발행 2024년 5월 27일

지은이 이고은 / **펴낸이** 김태헌
총괄 임규근 / **책임편집** 권형숙 / **진행·교정교열** 고영아 / **디자인** 여만엽 / **포토그래퍼** 김범경 / **일러스트** 신민경 / **운동 감수** 박준상
영업 문윤식, 신희용, 조유미 / **마케팅** 신우섭, 손희정, 박수미, 송수현 / **제작** 박성우, 김정우

펴낸곳 한빛라이프 / **주소** 서울시 서대문구 연희로 2길 62
전화 02-336-7129 / **팩스** 02-325-6300
등록 2013년 11월 14일 제25100-2017-000059호 / **ISBN** 979-11-93080-32-0 03510
한빛라이프는 한빛미디어(주)의 실용 브랜드로 우리의 일상을 환히 비추는 책을 펴냅니다.

이 책에 대한 의견이나 오탈자 및 잘못된 내용은 출판사 홈페이지나 아래 이메일로 알려주십시오.
파본은 구매처에서 교환하실 수 있습니다. 책값은 뒤표지에 표시되어 있습니다.

한빛미디어 홈페이지 www.hanbit.co.kr / 이메일 ask_life@hanbit.co.kr
네이버 포스트 post.naver.com/hanbitstory / 인스타그램 @hanbit.pub

지금 하지 않으면 할 수 없는 일이 있습니다.
책으로 펴내고 싶은 아이디어나 원고를 메일(writer@hanbit.co.kr)로 보내주세요.
한빛라이프는 여러분의 소중한 경험과 지식을 기다리고 있습니다.

호흡부터 운동까지,

오늘부터 시작하는 척추 리셋 프로젝트

허리 통증 해방

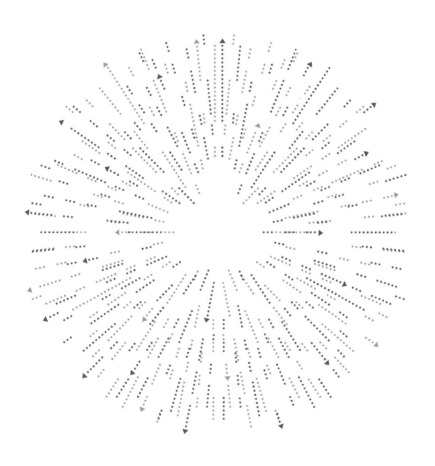

이고은 지음

한빛라이프

허리 통증,
스트레칭만으로는 절대 좋아질 수 없다

"원장님, 그럼 저는 뭘 하면 허리가 좋아질까요?"

"원장님, 저는 어떤 운동을 해야 하나요?"

10년 넘게 진료실에서 가장 많이 듣는 이 질문에 머릿속에선 수많은 답변이 떠오르지만, 진료실에서 한두 마디로 대답하기는 불가능에 가깝다. 한 가지 확실한 것은 유튜브나 SNS에서 소개하는 단편적인 몇 가지 운동은 절대 답이 아니라는 것이다. 시간과 돈을 들여서 하는 지금 그 운동이 허리를 더 안 좋게 할 수도 있다는 것을 알아야 한다. 대체로 허리가 좋아지려면 뭔가를 더 하기보다는 나쁜 자세와 나쁜 동작을 피하고, 바른 자세를 만들어 허리를 보호할 수 있는 진짜 코어 근육을 키우는 것이 무엇보다 중요하다.

사람의 생김새가 다 다르듯 척추의 생김새 또한 제각각이다. 심지어 똑같은 추간판 질환을 가졌더라도 허리를 굽힐 때 아픈 사람이 있고, 젖힐 때 아픈 사람이 있다. 그렇기에 모든 사람에게 좋은 허리 운동은 존재할 수 없는 것이다. 어떻게 해야 허리가 좋아질지 답을 얻고자 하면, 환자 스스로 허리 통증을 이겨내겠다는 노력이 동반되어야 한다. 이 노력에는 허리 구조에 대한 약간의 해부학적 지식, 그리고 어떤 근육이 허리에 좋은 자세를 만들고 허리를 보호하는지를 아는 과정이 포함된다. 복잡한 해부학적 명칭을 외우자는 것이 아니다. 허리를 보호하기 위한 우리 몸의 기능을 이해하고, 어떻게 움직이면 되는지 알면 된다. 이 책의 이론편에는 이런 내용들을 담았다.

아무리 눈앞에 산해진미가 펼쳐져 있어도 이가 아프면 먹을 수 없다. 허리도 마찬가지다. 아무리 허리 건강에 좋은 운동이 있다고 한들 당장 내 허리가 아프면 따라 할 수도 없고, 도움이 되지 않는다. '디스크 운동', '협착증 운동'과 같은 획일화된 운동법보다 중요한 것은 내 척추 컨디션에 맞는 운동이다. 즉, 내가 허리를 굽힐 때 아픈지, 젖힐 때 아픈지 파악하고 이에 맞는 운동을 하면 통증 감소에 도움이 된다. 운동편 첫 번째 장에서는 내가 어떤 동작을 할 때 허리가 아픈지 따라 해볼 수 있는 테스트와 그에 꼭 맞는 운동을 소개한다.

충분히 따라 한 후 어느 정도 통증이 완화됐다면, 바른 자세를 만들어 통증의 재발을 막는 것이 우선이다. 걸음마를 배울 때처럼 똑바로 서고, 앉고, 걷는 자세를 처음부터 다시 배워야 한다. 이에 두 번째 장에서는 바른 자세를 만들기 위한 운동법을 소개한다. 책의 전반에 걸쳐 이야기하겠지만, 바른 자세는 내가 취하고 싶다고 하루아침에 만들어지는 것이 아니다. 자세를 만드는 근육을 키우고, 자세를 망치는 근육을 이완해 밸런스를 맞추는 과정이 필요하다.

세 번째 장에서는 허리를 더 튼튼하게 만들 수 있는 운동 루틴을 단계별로 소개한다. 운동을 즐기지 않는 분이라면 앞의 바른 자세 운동만 확실히 따라 해도 좋다. 하지만 더 튼튼한 허리를 원한다면 근육 강화 운동을 꾸준히 실천해 보기를 추천한다.

아무리 진료실에서 웨이트 운동 같은 무리한 운동을 하지 말라고 해도 말을 듣지 않는 환자들이 많다는 것을 알고 있다. 사실 나도 운동을 상당히 좋아하기에 충분히 이해는 한다. 부록으로 헬스장에서 할 수 있는 운동법도 몇 가지 같이 소개해 두었으니, 집에서 하는 운동이 지겨운 분들이라면 이 운동을 따라 해도 좋다. 하지만 앞선 바른 자세 운동, 허리 강화 운동을 충분히 숙지한 다음 병행하는 것을 추천한다.

이 책은 어떻게 하면 허리가 빨리 좋아질 수 있는지 쉽고 간단한 방법을 소개하는 책은 아니다. 반대로 내 허리 통증 해결에 대한 목마름과 답답함을 가지고 있는 분들을 위한 참고서로 쓰이기를 희망하며 쓴 책이다. 많은 분이 이 책을 통해 병원을 찾는 횟수가 줄어들기를, 허리 통증에서 조금이나마 자유로워져 삶을 즐기기를 바란다.

차례

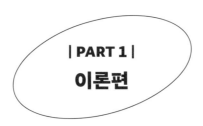

| PART 1 |
이론편

허리 통증의 다양한 원인과 내 통증 해석하기

1장

지긋지긋한 허리 통증, 도대체 왜!

2장

스트레칭 백날 해도 통증은 나아지지 않는다

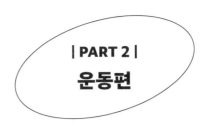

| PART 2 |
운동편

통증을 완화하고 허리를 강화하는 3-STEP 운동

들어가기 전에

3장
급성 통증 잡기_통증 타입별 스트레칭

4장

통증 근본 해결_바른 자세 4주 플랜

5장

통증 예방하기_허리 강화 3단계 플랜

Part 1. 이론편

내 통증 원인과 허리 구조 이해하기

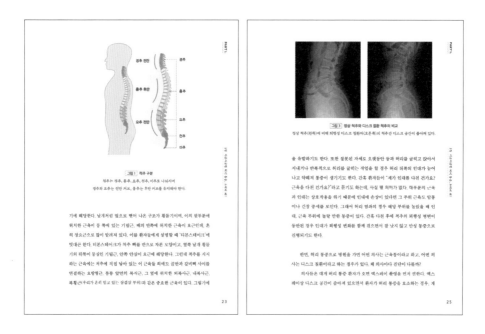

일러스트, 엑스레이 등 시각 자료를 통해 허리 통증을 이해하기 위한 기본적인 해부학적 지식을 배울 수 있습니다. 또한 환자들의 실제 사례로 허리 통증의 다양한 케이스를 알아보고, 나와 비슷한 사례를 통해 내 허리 통증의 원인을 유추할 수 있습니다. 꼭 알아두어야 할 내용은 한눈에 살펴볼 수 있도록 각 장의 마지막에 NOTE로 한 번 더 정리했습니다.

일상 속 잘못된 자세와 생활 습관 파악하기

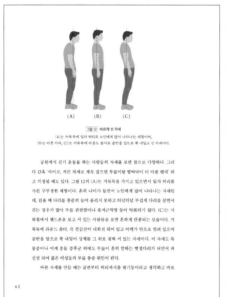

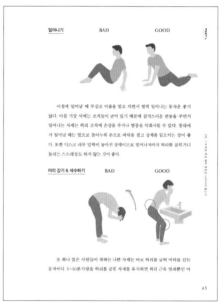

허리 통증을 완화하기 위해서는 평소 자세를 바르게 하고, 잘못된 동작을 하지 않는 것이 중요합니다. 바르게 앉고 걷는 법부터 침대에서 일어나기, 머리 감기, 신발 신기 등 일상에서의 바른 동작, 허리 아플 때 하면 안 되는 스트레칭까지 생활 속 움직임을 배울 수 있습니다.

Part 2. 운동편

내 통증 타입 테스트하기

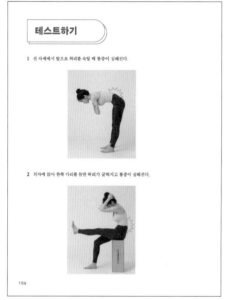

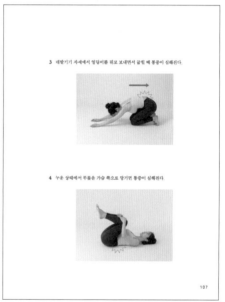

같은 질환을 가졌더라도 사람에 따라 통증의 양상이 다르며, 그에 따라 다른 운동이 처방되어야 합니다. 본격적으로 운동을 시작하기 전 내가 허리를 굽힐 때 아픈지, 젖힐 때 아픈지 파악하고 이에 맞는 솔루션 운동을 할 수 있도록 테스트를 진행합니다.

내 몸에 맞는 3-STEP 운동 배우기

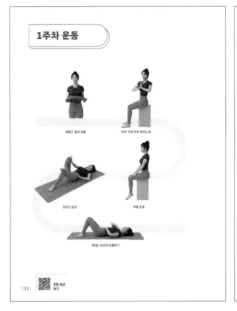

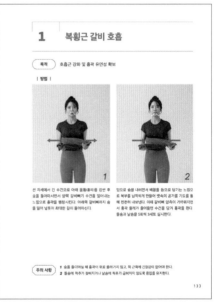

이 책의 운동은 급성 통증 잡는 통증 타입별 스트레칭 → 장기적 통증 관리를 위한 바른 자세 4주 플랜 → 통증 예방을 위한 허리 강화 3단계 플랜으로 구성됩니다. 각 단계는 반드시 차례대로 진행하며, 각 동작이 충분히 숙지됐을 때 다음으로 넘어갑니다. 평소 운동을 즐기지 않는 분이라면 바른 자세 4주 플랜까지만 진행해도 좋습니다. 운동 단계마다 삽입된 QR코드를 통해 동작을 영상으로 확인할 수 있습니다.

허리 통증의
다양한 원인과
내 통증 해석하기

1장.

지긋지긋한 허리 통증,
도대체 왜!

너무나 흔한 허리 통증,
어디가 문제일까?

척추와 허리 근육 이해하기

진료실 문을 열고 환자 한 분이 들어온다. 허리 뒤를 손으로 받친 채 짧은 보폭으로 걸어 들어오는 모습. 한눈에 봐도 허리가 골반 위에 똑바로 있지 않고 한쪽으로 기울어져 돌아간 상태다. 가까스로 걸어와 이번엔 진료실 의자에 앉지 못해 쩔쩔맨다.

"선생님 죄송하지만 서서 진료를 좀 봐도 되겠죠? 의자에 앉으면 일어서기가 너무 힘들어서요."

사실 통증 진료를 오래 봐온 의사들은 환자의 걸음걸이, 몸통 방향만 봐도 '저 환자가 디스크 질환이 있겠구나' 짐작이 가능하다. 언제부터, 무슨 동작을 하다가 허리가 아프기 시작했는지 물으면 이런 대답이 가장 많다.

"무거운 물건을 들다가 뜨끔하더니 움직이지도 못하게 아파졌어요."

"요즘 육아를 하느라 자주 허리를 굽혔는데 조금 뻐근했거든요. 그런데 아침에 일어나니 꼼짝할 수가 없네요."

대부분 허리를 굽히고 펴는 특별하지 않은 일상의 동작이다. 이렇듯 일상생활에서 예기치 않게, 그러나 누구나 흔하게 경험하는 허리 통증은 어디서 시작되는 것일까?

허리 통증에 대해 알려면 먼저 척추와 주변 근육에 대해 이해할 필요가 있다. 우리 몸의 기둥을 이루면서 위로는 머리를, 아래로는 골반과 다리를 이어주는 뼈대 구조물을 척추라고 한다. 흔히 '몸통'이라고 일컫는 부위의 중심이 바로 척추인 것이다. 머리에서부터 아래로 목, 등, 허리, 엉덩이라고 부르는 각 척추를 의학 용어로는 경추, 흉추, 요추, 천추 및 미추라고 부르며, 경추 7개, 흉추 12개, 요추 5개, 천추와 미추는 하나로 합쳐진 구조로 되어있다. 여기서 각각의 척추뼈를 연결하는 구조물이 바로 디스크와 인대, 관절이다.

척추는 움직임의 뼈대가 되어 운동을 하거나 충격을 흡수하는 역할을 한다. 운동 기능이 원활하게 일어나기 위해서는 척추의 각 부분이 고유한 커브를 유지해야하는데, 그림 1처럼 옆에서 봤을 때 경추와 요추는 앞으로 볼록한 전만 커브를, 흉추는 뒤로 볼록한 후만 커브를 유지해 매끄러운 S라인이 되어야 한다. 또한 척추는 뇌에서 말초 신경계로 연결되는 중추 신경계의 일부인 척수 (spinal cord)를 보호하는 통로 역할을 하기도 한다. 척추에서 추간판에 의해 팔, 다리로 내려가는 감각 신경이 눌리면 저리고 날카로운 방사 통증이 생기거나 감각이 무뎌지며, 운동 신경이 눌리면 다리 힘이 빠지거나 발목이 올라가지 않는 등의 마비가 생기기도 한다. 간혹 추락 사고 등으로 척추 골절을 입어 중추 신경인 척수 손상이 일어나면, 사지 마비 또는 하지 마비와 같은 영구적 장애가 생길 수 있다. 이처럼 척추는 우리 몸에서 아주 큰 부위를 차지하면서 중요한 기능을 담당하고 있는 부위이다.

기립근이 튼튼해야 허리가 아프지 않다는 말을 한 번쯤 들어봤을 것이다. 기립근은 '기립'이라는 단어에서 알 수 있듯이 우리 척추뼈를 일으켜 세우고 지탱하는 근육이다. 몸을 단면으로 잘라서 본다고 가정했을 때 그림 2에서 마치 올챙이 머리같이 동그란 부위가 척추체에 해당하고, 꼬리 같은 부위가 가시돌

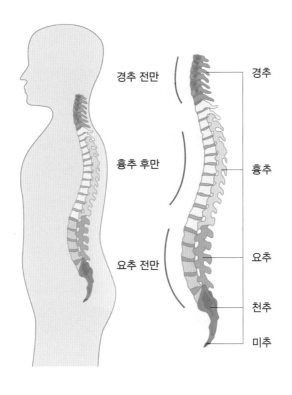

그림 1 척추 구분

척추는 경추, 흉추, 요추, 천추, 미추로 나눠지며
경추와 요추는 전만 커브, 흉추는 후만 커브를 유지해야 한다.

기에 해당한다. 날개처럼 옆으로 뻗어 나온 구조가 횡돌기이며, 이의 뒷부분에
위치한 근육이 등 쪽에 있는 기립근, 배의 안쪽에 위치한 근육이 요근인데, 흔
히 장요근으로 많이 알려져 있다. 이를 환자들에게 설명할 때 '티본스테이크'에
빗대곤 한다. 티본스테이크가 척추 뼈를 반으로 자른 모양이고, 옆쪽 날개 횡돌
기의 뒤쪽이 등심인 기립근, 안쪽 안심이 요근에 해당한다. 그런데 척추를 지지
하는 근육에는 척추에 직접 닿아 있는 이 근육들 외에도 골반과 갈비뼈 사이를
연결하는 요방형근, 몸통 앞면의 복직근, 그 옆에 위치한 외복사근, 내복사근,
복횡근(우리가 흔히 알고 있는 삼겹살 부위)과 같은 중요한 근육이 있다. 그렇기에

23

기립근만 키운다고 허리가 건강해지는 것이 아니고, 앞서 언급한 모든 근육이 골고루 발달해야 진정 튼튼한 코어 근육이라고 말할 수 있다.

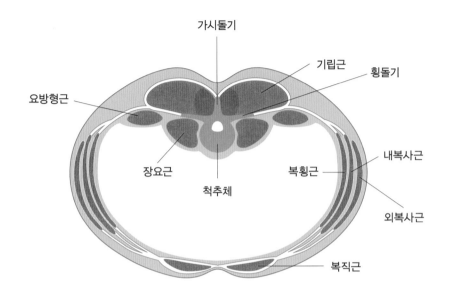

그림 2 허리 단면 근육

척추뼈를 중심으로 등쪽으로는 요근, 기립근, 요방형근이,
옆쪽 복근으로 복횡근, 내복사근, 외복사근이, 앞쪽 복근으로는 복직근이 자리잡고 있다.

허리 통증에 있어 척추뼈와 근육 외에 한 가지 더 이해하면 좋은 개념이 있다. 환자들이 특히 많이 헷갈려 하는 '인대'이다. 인대는 콜라겐으로 형성된 섬유질 조직으로, 뼈와 뼈, 연골 또는 힘줄을 연결하는 테이프 역할을 하는 구조물이라고 생각하면 쉽다. 짧은 인대는 척추 한 칸 한 칸을 연결하고, 긴 인대는 허리부터 목, 척추뼈까지 연결하기도 한다. 만약 이런 인대가 없다면 낙상이나 교통사고처럼 외부에서 충격이 전달될 때 바로 뼈가 분리되거나 과하게 꺾여 내부 신경 조직에 손상을 입게 되고, 이는 심각한 통증이나 마비로 이어진다.

허리의 경우 외부 충격으로 인해 인대 부위를 직접적으로 다치는 경우도 있지만, 갑작스럽게 운동이나 스트레칭을 하다가 인대가 과하게 늘어나서 통증

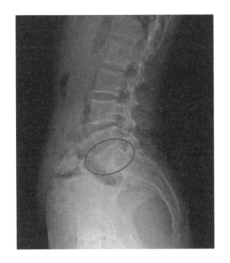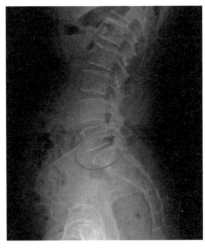

그림 3 | 정상 척추와 디스크 질환 척추의 비교

정상 척추(왼쪽)에 비해 퇴행성 디스크 질환자(오른쪽)의 척추간 디스크 공간이 좁아져 있다.

을 유발하기도 한다. 또한 잘못된 자세로 오랫동안 등과 허리를 굽히고 앉아서 지내거나 반복적으로 허리를 굽히는 작업을 할 경우 허리 뒤쪽의 인대가 늘어나고 약해져 통증이 생기기도 한다. 간혹 환자들이 "제가 인대를 다친 건가요? 근육을 다친 건가요?"라고 묻기도 하는데, 사실 별 의미가 없다. 대부분의 근육과 인대는 상호작용을 하기 때문에 인대에 손상이 있다면 그 주위 근육도 압통이나 긴장 증세를 보인다. 그래서 허리 염좌의 경우 해당 부위를 눌렀을 때 인대, 근육 부위에 놀랄 만한 통증이 있다. 간혹 다친 후에 척추의 퇴행성 병변이 동반된 경우 인대가 퇴행성 변화를 함께 겪으면서 잘 낫지 않고 만성 통증으로 진행되기도 한다.

반면, 허리 통증으로 병원을 가면 어떤 의사는 근육통이라고 하고, 어떤 의사는 디스크 질환이라고 하는 경우가 있다. 왜 의사마다 진단이 다를까?

의사들은 대개 허리 통증 환자가 오면 엑스레이 촬영을 먼저 권한다. 엑스레이상 디스크 공간이 좁아져 있으면서 환자가 허리 통증을 호소하는 경우, 게다가 엉덩이나 다리로 퍼지는 방사 통증까지 있다면 디스크 질환으로 진단한다 (디스크 질환에 대해서는 뒤에서 상세히 다룬다). 하지만 엑스레이상 큰 이상이 없고, 허리 근육 부위를 만져서 압통(눌렀을 때 느껴지는 통증)을 호소하는 경우는 허리 염좌와 같은 근육, 인대의 이상으로 진단하는 경우가 많다.

하지만 허리가 아프지 않은 사람도 MRI 검사를 해보면 퇴행성디스크와 같은 디스크 질환을 가지고 있는 경우도 있다. 이 말은 결국 엑스레이, MRI 같은 영상의학 검사와 증상이 꼭 일치하는 것은 아니라는 뜻이다. 이쯤 되면 도대체 내 허리는 왜 아픈 것이며, 이 통증이 언제까지 지속될지, 또 앞으로 얼마나 반복될지, 회사나 운동을 얼마간 쉬어야 할지 혼란스러울 것이다. 하나씩 천천히 알아보기로 하고, 우선 급하게 병원을 가야 하는 급성 통증에 대해 알아보자.

낫겠지 방치하다간
만성 통증이 되어버린다

급성 요통과 만성 요통

운동을 하다가 다치거나 어딘가에서 떨어져서 허리를 다치는 등의 급성 외상인 경우를 제외하고, 갑자기 허리가 아파서 온 분들에게 물으면 이번이 처음이 아닌 경우가 많다. 인구의 80%가 평생 동안 허리 통증을 경험한다고 하니, 감기 몸살에 견주어도 섭섭하지 않을 빈도이다.

허리 통증은 발생 시기와 지속 정도에 따라 흔히 급성 또는 만성 요통으로

	급성 요통	만성 요통
통증 지속 시간	갑자기 시작되어 며칠에서 몇 주 정도 지속	연속적이거나 주기적으로 3개월 이상 지속
통증 양상	통증의 세기가 다양하며 움직임이 불편할 정도로 날카롭고 심한 통증이 생기기도 함	통증의 세기가 다양하며 천천히 조금씩 악화되기도 함
통증의 원인	특정한 운동, 동작 또는 질환 후에 발생하는 경우가 많음	특별한 사건이 없이 유발되며 증상이 지속됨

표1 급성 요통과 만성 요통 비교

구분하는데, 보통 며칠에서 몇 주 사이에 사라지는 통증을 급성 통증으로, 3개월 이상 지속되는 통증을 만성 통증으로 분류한다.

급성 요통의 경우 그 원인과 시작 시기를 기억하는 경우가 많다. 주로 허리에 무리가 갈 만한 운동, 자세 후에 통증이 오기 때문이다. 대개는 근육이나 힘줄, 또는 인대와 같은 구조물 손상으로 시작된다. 반복적으로 무거운 물건을 드는 경우, 허리를 굽히고 펴면서 돌리는 동작을 하는 경우, 강한 충격이 가해지거나 허리를 돌리는 하키·골프·테니스 같은 운동을 하는 경우, 나쁜 자세를 장시간 유지한 경우 등이 원인이다.

가장 흔한 급성 통증 중 하나는 우리가 '삐었다'고 표현하는 증상인 염좌이다. 염좌는 근육이나 인대가 원래 가진 길이보다 과도하게 늘어나거나, 가진 힘보다 더 많은 스트레스 또는 부하를 받게 되는 경우 미세하게 조직이 찢어지거나 염증이 생기면서 일어난다. 이런 경우 짧게는 며칠 길게는 몇 주 정도 통증이 수반되며 휴식과 약물 치료, 물리 치료로 좋아진다. 염좌 외에도 척추의 구조적 문제인 허리 디스크탈출증, 요추협착증, 척추분리증, 전방전위증 등도 급성 통증의 원인이 되며, 대상포진이나 신장결석, 위궤양, 자궁 내막증과 같은 다양한 내장 기관 문제로 인한 방사통이 허리로 오는 경우도 있다.

급성 허리 통증의 흔한 원인

- 강한 충격이나 회전을 동반한 스포츠 동작 : 골프, 하키, 테니스, 크로스핏 등
- 오랜 시간 반복된 나쁜 자세
- 반복적으로 허리를 굽히고 펴는 동작 또는 돌리는 동작
- 허리 디스크, 협착증, 전방전위증, 척추의 퇴행성 관절염 등
- 대상포진, 신장결석, 위궤양, 자궁 내막증 등 내장 기관 문제로 인한 방사통

"원장님, 제가 허리가 너무 아파서 석 달을 넘게 혼자 운동도 해보고 마사지도 해봤는데 안 되겠어요. 이제 조금만 움직이려고 해도 엉덩이, 허벅지로 당기는 것이 혼자 해결할 문제가 아닌 것 같아서 왔습니다."

순간 차트를 보고 눈을 의심했다. 딱 벌어진 어깨, 근육선이 갈라져 있는 굵은 팔뚝이 50대 중반 정도로밖에 안 보이는 김정근 씨의 나이는 65세였다. 3개월 넘게 허리 통증으로 고생했다던 김정근 씨의 엑스레이를 본 나는 또 한 번 놀랐다. 요추 3, 4번과 4, 5번 사이 디스크가 닳아서 없어졌을 정도로 좁아져 있었고, 요추 4, 5번 사이는 심한 전방전위증까지 동반되어 있었다. 평생을 헬스장에서 지낼 정도로 운동을 좋아했던 그에게 웬만한 통증은 운동 후 근육통 같은 존재였다. 그래서 참고 또 참으면서 운동을 더 열심히 했다고 한다. 그러다가 약도 듣지 않고 잠도 못 잘 정도로 일상생활이 괴로워지자 병원에 왔다.

급성 통증은 앞서 말한 바와 같이 보통 명확한 이유가 있다. 다치거나 질환에 의한 염증, 조직 손상으로 인한 경우가 많으며 통증 정도가 심하다. 그렇기 때문에 원인에 맞게 약물이나 주사 치료 등을 하면 며칠 안에 빠른 호전을 보인다. 하지만 이런 통증을 방치하거나 잘 치료가 되지 않으면, 김정근 씨의 사례처럼 통증이 수개월, 수년씩 지속되는 만성 통증이 되어버린다. 소위 '병을 키워서 온다'고 말하는 경우다. 세계보건기구(WHO)에 따르면 만성 요통은 2020년 기준 세계 인구 13명 중 1명꼴(8%)로 앓고 있다고 할 정도로 흔하며, 특히 60세 이상 고령 인구에서 많이 관찰된다.

병원에 오는 환자분들이 작성하는 예진 노트를 봤을 때, 몇 년째 허리가 아프며 이미 물리치료 및 주사 또는 약물 치료를 다 해봤는데도 계속 아프다고 체크되어 있으면 마음이 무거워진다. 이분들은 급성 요통 환자처럼 '허리를 굽힐 때 아프다'거나 '앉았다가 일어설 때 아프다'와 같은 정형화된 패턴이 없는 경우도 많다. 이미 디스크 질환이나 협착증이라고 진단을 받은 지도 수년이 되었고, 엉치뼈 저 어딘가가 애매하게 아프고 수술을 받았는데도 똑같이 아프다고 호소하면 어떻게 도와드려야 하나 고민이 된다. 어떤 분들은 잘못된 정보로 인해 움직이지 않고 몇 개월을 누워 지내다가 근육 소실로 통증이 더 악화되기도 하고, 허리를 굽히면 안 된다고 들어서 몇 달을 그리 지내다가 요추와 골반 가동성 제한이 생겨 통증이 심해지는 경우도 있다.

그렇다고 모든 허리 통증이 방치했을 때 만성 통증이 되는 것은 아니다. 통증이 만성화되는 데에는 여러 가지 요소가 작용하는데, 의사라고 해서 엑스레이나 MRI만을 보고 이런 확률을 정확히 가늠할 수는 없다. 물론 퇴행성 변화나 병변이 심각할수록 더 자주 많이 아플 확률이 높지만, 간혹 추간판 문제 하나 없이 깨끗한데도 만성 통증을 앓는 경우도 있다.

여러 연구에 의해 통증의 강도가 심할수록, 체중이 많이 나갈수록, 무거운 것을 많이 드는 직업일수록, 작업 자세가 좋지 않을수록 만성 통증이 될 확률이 높다고 밝혀졌다. 물리적인 자극 외에도 흡연, 건강염려증, 우울증 또한 위험 요소로 작용한다. 특히 전신 건강 상태나 기능이 좋지 않은 경우 만성 통증과 상관관계가 높은 것으로 알려져 있으며, 반대로 좋은 건강 상태와 주기적인 운동은 통증이 만성화되는 것을 예방할 수 있는 좋은 인자로 작용한다고 알려져 있다.

만성 통증의 문제점은 신경계가 평소보다 통증 신호에 더 민감해져서 통증이 더 과다하게 느껴지거나 일반적 치료에 반응이 떨어진다는 데 있다. 손상된 조직에 강한 자극이 반복 전달되면 뇌로 전달되는 통증을 받아들이는 수용기의 역치(감각을 일으킬 수 있는 최소한의 자극 세기로 역치가 낮을수록 통증을 예민하게 느낀다)가 감소하여 작은 자극에도 반응이 활성화되고 통증이 쉽게 유발된다. 때로는 '무해자극 반응'이 일어나기도 하는데, 정상적인 조직에서는 아무렇지도 않을 만한 자극 수준에도 통증이 생기는 것을 말한다. 게다가 예민해진 신경 끝 부위에서 P물질(Substance P, 통증을 일으킨다고 알려진 신경전달물질)과 같은 물질들이 분비되어 염증 반응이 쓰나미처럼 커지면서 통증이 더 악화된다. 이런 상태가 되면 대부분 우울, 불안, 불면 등을 일으켜 사회생활까지도 지장을 준다. 물론 이런 만성 통증에도 일반 소염제 외에 마약성 진통제나 항우울제 또는 긴장이완, 바이오 피드백과 같은 다양한 치료법으로 접근이 가능하다. 하지만 치료 시간도 오래 걸리고 반응도 좋지 않다.

중요한 것은 급성 통증이 있을 때 간과하지 말고, 만성으로 진행되기 전에 적절한 치료와 함께 자신의 생활 습관 전반을 돌아봐야 한다는 점이다. 바르지 못한 자세를 개선하고 비만, 흡연 등 통증 악화 요인을 없애는 노력이 수반되어야 한다. 여기에 내 몸에 맞는 운동을 주기적으로 실천하면서 하루빨리 통증에서 졸업하기 위한 노력을 해야 한다.

병원에 꼭 가야 하는 통증 vs
병원에 가지 않아도 되는 통증

응급 상황과 초기 염좌 대처법

급성 통증 원인 중에서도 교통사고나 낙상 같은 큰 충격이 가해지는 경우나 골다공증성 압박 골절과 같은 심각한 부상을 동반한 경우는 동반된 손상을 감별하기 위한 정밀 검사와 추가적인 치료 및 시술이 필요하다. 특히 허리 통증의 증상 중에 적신호가 있는데 다음과 같은 경우에는 응급 상황으로 수술적 처치를 요한다.

　○ **발목이나 허벅지 등의 근육에 힘이 빠지면서 마비가 오는 경우**
　○ **요실금, 변실금 등 대소변 장애가 오는 경우**
　○ **항문, 회음부 주위로 감각 소실이 일어나는 경우**

이 외에도 기존 암 환자에게 갑자기 발생한 심한 허리 통증, 갑작스러운 체중 감소를 동반하면서 휴식 시 혹은 야간 통증이 심한 경우, 감염을 동반한 발열과 오한 등의 증상이 있으면서 허리 부위 국소적인 압통이 있는 경우도 정밀 검사와 신속한 치료가 필요한 경우에 해당한다.

정밀 검사 및 응급 처치를 요하는 급성 요통 원인

- 교통사고나 낙상 사고 이후 생긴 심한 통증
- 골다공증성 압박 골절
- 체중 감소나 발열, 오한을 동반한 허리 통증(암 전이, 감염성 질환)
- 운동 및 감각 마비, 대소변 기능 장애를 동반한 허리 통증 혹은 다리 방사통(말총증후군)

앞서 이야기했듯 허리에 무리가 갈 만한 운동이나 자세 후 통증이 생겼다면 단순 염좌일 확률이 높다. 이럴 땐 며칠 쉬면 사람에 따라 짧게는 3~4일, 길게는 1~2주 안에 증상이 호전되는 경우가 많다. 응급 상황이나 정밀 검사를 필요로 하는 심각한 상황이 아닌 이처럼 일상적인 염좌의 경우에는 어떻게 해야 할까?

진료실에 오는 많은 분들의 공통적인 대처법이 있다. 우선 사우나나 온돌 침대에서 '허리를 지졌다'고들 한다. 하지만 급성 통증의 경우는 손상 부위 염증으로 인해 혈류가 증가한 상태이므로 이때는 핫 팩보다 아이스 팩, 즉 냉찜질을 해주는 것이 좋다. 냉찜질은 늘어난 혈관을 수축하고 조직의 염증 반응을 억제하는 효과가 있다.

또 한 가지 환자들의 단골 대처법은 폼롤러 등을 이용한 스트레칭이나 마사지다. 근육이 뭉쳤다고 생각해 열심히 풀었는데, 다음날이 되니 더 심해져서 꼼짝 못 했다는 이야기도 많이 듣는다. 재활의학과 전문의인 나 또한 같은 경험을 한 적이 있다. 스트레칭을 한 후에 엉덩이가 당겨서 폼롤러로 열심히 마사지했는데, 자고 일어나니 걸음을 걷지 못할 정도로 통증이 심했다. 급히 MRI를 찍어보니 엉덩이 근육이 파열된 상태였다. 이처럼 다친 근육에 물리적인 자극을 가하는 것은 베인 상처에 소금을 뿌린 격으로 상태를 더욱 악화시키는 행위다. 갑자기 통증이 생겼을 때는 섣불리 스트레칭이나 마사지를 하지 말고 휴식을 먼저 취할 것을 추천한다.

한 가지 방법을 더 소개하자면 상비약으로 진통소염제, 근이완제를 구비해 놓는 것이다. 급성 통증이 있는 경우 진통소염제와 근이완제를 며칠 정도 복용하면 다친 부위 염증이 가라앉게 되고, 호전 시에는 굳이 병원을 찾지 않아도 된다. 단 약물 알레르기나 기저 질환에 유의하여 본인에게 맞는 약물을 의사나 약사의 조언에 따라 구비하는 것이 중요하다. 또한 3~4일 정도의 복용에도 증상이 호전되지 않는다면 의사의 진료가 필요하다. 이런 대증 요법에도 좋아지지 않는 통증은 병원에서의 물리 치료나 염증을 완화하는 주사 등의 치료가 도움이 된다.

올바른 방법	잘못된 방법
냉찜질	온찜질
휴식	스트레칭
진통소염제, 근이완제 복용	마사지

표 2 가정에서의 급성 염좌 초기 대처법

선생님, 저 허리 디스크인가요?

디스크 개념과 디스크 질환

허리가 아파서 오는 환자들 절반 정도는 꼭 하는 질문이 있다.

"선생님, 저 디스크인가요?"

어느 순간부터 디스크는 질환 이름처럼 사용되어 왔는데, 정확히는 병명이 아니라 해부학적 명칭이다. 마치 장염을 "선생님 저 대장인가요?"라고 물어보는 것과 같은 상황이다. 앞서 설명한 것처럼 허리 통증의 원인은 여러 가지가 있으며, 그 누구도 허리가 아플 때 디스크나 인대, 근육과 같이 어느 부위가 아파서 그렇다고 딱 꼬집어 말하기는 힘들다. 그리고 어느 한군데만 염증이 생겨서 아픈 것이라고 보기도 어렵다. 통증의 발생 시기와 유발 행동들을 따져서 그 원인을 추정하고 치료하는 것이다. 그럼 과연 디스크, 즉 추간판의 존재는 무엇일까?

다시 한번 말하지만, 디스크는 병명이 아닌 해부학적 명칭이다. 디스크(disk)라고 부르는 추간판은 척추뼈와 척추뼈 사이를 연결하는 구조물로, 나는 환자들에게 초코파이 모양을 빗대어 설명하곤 한다. 물론 실제 디스크는 훨씬 단단한 구조물이지만, 초코파이 안쪽의 마시멜로처럼 척추 사이를 받쳐주면서

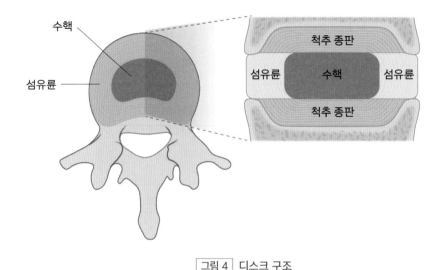

그림 4 | 디스크 구조

척추 사이 충격을 흡수하고 압력을 분산하는 수핵, 수핵과 디스크에
영양분을 전달하는 척추 종판, 수핵을 보호하는 섬유륜으로 이루어져 있다.

충격을 흡수하고 척추 뼈대로 압력을 분산하는 역할을 한다. 그림 4에서 확인할 수 있는 것처럼 디스크 가장 안쪽은 수핵이라고 부르는 구조물로 구성되어 있는데, 수분이 풍부해서 앞서 언급한 충격 흡수, 분산하는 역할을 주로 수행한다. 수핵의 바깥 부분은 섬유륜이라고 부르는 구조물이 양파 껍질처럼 겹겹이 싸고 있다. 이는 수핵을 보호할 뿐만 아니라 디스크 아래위의 척추 종판과 연결하는 역할을 한다. 디스크와 맞닿아 있는 척추 종판이라는 구조물은 반투과성의 성질로, 혈관이 없어 자체적으로 영양분을 공급받지 못하는 디스크에 영양분을 전달하는 역할을 한다.

　흔히 "저 허리 디스크 있어요?"라고 말하는 질환은 이 디스크 구조물에 수핵이 터져서 튀어나오는 디스크 탈출증 또는 섬유륜이 찢어지는 디스크 파열과 같은 변화가 생기는 문제를 말한다. 이러한 문제는 나이가 듦에 따라 수분이 감소하면서 퇴행성 변화가 일어나는 것이 원인이 되기도 하고, 신체 사용 강도, 유전적 요인, 영양학적 요인, 환경적 요인, 흡연과 같은 염증을 일으키는 습관적 요인이 관여하기도 한다. 연구에 따르면 이 퇴행성 변화는 20대부터 시작된다고 한다. 젊다고 너무 과도하게 운동하거나 나쁜 자세를 반복적으로 취하는 것 또한 디스크 파열의 원인이 될 수 있으니 주의하도록 하자.

우리 몸이 외부의 변화에 따라 반응하는 것을 '자동 조절성'이라고 하는데, 디스크도 이러한 기능을 가지고 있다. 디스크는 외부 압력에 따라 높이 변화가 일어나며, 내부 삼투압을 자동 조절하는 기능을 통해 낮과 밤에 디스크 높이가 다르게 조절된다. 낮 동안 서있거나 앉은 자세에서는 디스크 주위 근육 긴장도가 높아 척추에 높은 압력이 전달되어 디스크의 높이가 줄어든다. 반면 밤에 누운 자세에서는 근육이 이완되고 척추에 실리는 압력이 줄어들게 된다. 뿐만 아니라 디스크 내부 삼투압 조절 능력으로 인해 디스크 내부 수분 함량이 많아져 디스크 높이가 높아진다. 이에 따라 아침에 키가 조금 더 크게 측정되는 경험을 하기도 하는데, 반면 높아진 내부 수분 함량으로 인해 디스크 내부 압력이 증가하다 보니 아침 기상 시에 통증이 심해지기도 한다.

이쯤 되면 한 가지 의문이 들 것이다. 그럼, 계속 누워있으면 줄어든 디스크 높이가 돌아와 허리 통증 회복에 도움이 되지 않을까? 애석하게도 그렇지 않다. 물론 고중량 웨이트 트레이닝을 하거나 몇 시간씩 달리기를 하는 등의 무리한 운동을 반복하면 디스크의 퇴행성 변화가 가속되어 통증이 더 악화될 것이다. 하지만 누워있기만 한다고 해서 디스크가 저절로 회복되지는 않는다. 가벼운 운동을 통해 외부에서 가해지는 압력은 디스크 내부 산소 농도를 높이고 젖산과 같은 노폐물을 감소시키는 순기능을 촉진할 뿐만 아니라 세포 사멸과 같은 부정적 기능을 예방하여 디스크를 보호하는 효과가 있다. 그러니 허리가 아프다고 누워만 있는 것보다 걷기나 조깅과 같은 가벼운 강도의 운동을 하는 것이 디스크 회복에 더 도움이 된다.

"아이고, 엉치가 빠질 것 같아. 원장님 내 엉덩이 한번 봐줘!"
73세 김복순 할머니는 허리도 다소 구부러지고 팔다리도 앙상하게 말라

있었다. 침대에 누워서 양반다리로 고관절도 돌려보고 다리도 들어 올려 본다. 하지만 딱히 엉덩이나 고관절이 아프다는 소리는 안 하신다. 뒤로 돌아서 엉덩이 쪽을 살펴보니 얼마나 두드리셨는지 멍이 들어있다.

"어르신, 허리 쪽이 문제인 경우도 많으니 허리 엑스레이를 찍어볼게요."

"아니야. 이제껏 허리는 아픈 적이 없었어. 엉덩이가 잘못된 거라니까."

검사 결과 내 예측이 맞았다. 요추의 마지막 부위인 요추 5번, 척추 1번 사이 디스크 공간이 거의 붙어 있을 정도로 퇴행성 변화가 진행되어 있었다.

"언제 주로 아프신가요?"

"설거지하느라 5분만 서있어도 엉덩이가 욱신거려. 심하면 다리까지도 저리긴 해."

심한 협착증으로 하지 방사통이 있었던 것이다.

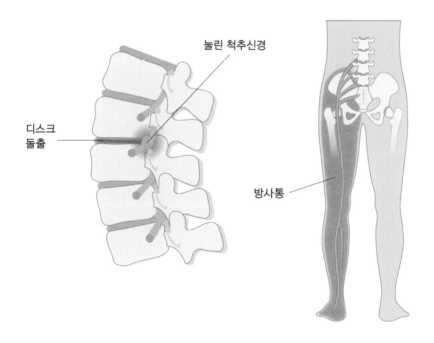

그림 5 | 돌출된 디스크와 방사통
디스크 돌출로 신경이 압박 받으면 신경이 지배하는 피부 분절을 따라
저리고 날카로운 통증이 퍼진다.

이처럼 엉덩이나 고관절, 다리가 아파서 찾아온 환자 중에 허리가 말썽인 경우도 많다. 그림 5에서 확인할 수 있는 것처럼 척추 안의 척수라는 중추 신경에서 흡사 나무 기둥에서 가지가 뻗어가듯 다리로 내려가는 신경 다발들이 나온다. 이때 디스크가 튀어나오거나 협착증 또는 전방전위증과 같은 질환으로 인해 척추 사이 공간들이 좁아지면서 이 신경이 눌리게 되면 특정 부위가 저리고 시린 통증이 생길 수 있다. 이를 '방사통' 이라고 부르는데, 각 신경은 지배하는 피부 분절을 따라 방사통을 일으킨다. 그래서 의사들은 환자들이 "다리가 저려요"라고 말하면 엑스레이를 찍기 전부터 대충 어느 부위가 눌렸겠구나 생각한다. 보통은 엑스레이를 통해 척추 특정 부분이 좁아졌는지 확인하고 MRI 추가 검사를 통해 신경의 어느 부위가 눌리는지 확인할 수 있다.

휴식과 바른 자세를 통해 호전되기도 하지만 통증이 심하면 신경 주위 국소적 주사 치료 및 약물, 물리치료 등을 필요로 한다. 이런 치료를 할 때도 마찬가지로 엉덩이나 다리 부위를 치료하는 것이 아니라 신경이 눌리는 허리 척추 부위에 물리 치료나 주사 치료를 한다. 물론 엉덩이나 다리가 저리다고 해서 100% 허리 문제는 아니다. 감별해야 할 다른 질환에 대해서는 뒤에서 다시 설명하도록 하겠다.

흘러나온 디스크는
가만히 두면 좋아질까?

디스크 탈출증의 단계와 보존적 치료

　디스크 파열 이후 엉덩이나 다리가 아파 움직일 때마다 괴로운 정도라면 다음 단계로 수술을 고려한다. 옆집 누구는 수술했더니 하나도 안 아프고 인생이 달라졌다고 하는데, 또 누구는 한두 달 좋더니 다시 아파서 괜히 수술했다고 한다. 이런저런 소리를 들으니 고민이 된다. 디스크 파열은 수술이 답일까? 터진 디스크는 과연 가만히 두면 좋아지는 것일까?

　그림 6은 디스크 탈출증의 단계를 나타낸 것이다. 1단계는 디스크 팽윤(bulging) 단계로 디스크 수핵이 부풀어 오르면서 섬유륜이 중심에서 밀려 있는 상태이다. 통증이 없을 수도 있고, 오래 앉아있거나 허리를 많이 사용하면 뻐근한 정도의 통증이 있을 수 있다. 2단계는 디스크 돌출(protrusion)이다. 디스크 수핵이 섬유륜을 통해 바깥으로 더욱 뚜렷하게 튀어나온 단계로 오래 앉아있거나 허리를 굽히는 상황에서 근육통이 느껴지기도 하고, 엉덩이나 다리가 저린 신경 이상 증세가 생긴다. 돌출이 악화되면 디스크 수핵이 찢어진 섬유륜을 통해 외부로 완전히 튀어나온 3단계 디스크 탈출(extrusion) 단계가 된다. 이 단계가 되면 허리 굽히기, 앉았다 일어서기 등 동작에서 더 심한 통증과 방사통을

느껴 일상생활이 힘들어진다. 마지막 4단계는 디스크 박리(sequestration)다. 디스크 수핵이 섬유륜을 완전히 뚫고 나와 떨어져 나온 상태로, 엄청난 통증과 신경 손상 증상이 있다.

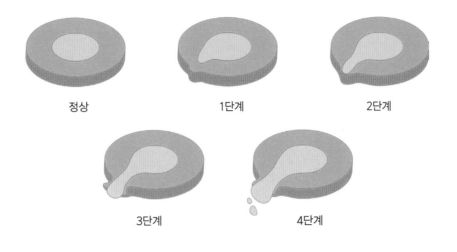

정상   1단계   2단계

3단계   4단계

그림 6 | 디스크 탈출증의 단계

팽윤 → 돌출 → 탈출 → 박리 단계에 걸쳐 진행된다.

흘러나온 디스크가 자연적으로 양이 줄어들면서 흡수된다는 내용은 1984년도에 처음 보고되었다. 그 후로 디스크가 터지더라도 수술하지 않고 주사, 약물, 운동과 같은 보존적 치료를 하는 방법에 관해 연구가 활발히 이루어졌다. 터진 디스크의 재흡수에 대한 연구를 살펴보면 거의 38개의 연구에서 60% 정도는 흡수가 일어난다고 보고되어 있다.

이쯤 되면 '디스크가 흡수된다고?', '어디로 흡수되는 거지?' 궁금할 것이다. 먼저, 터진 디스크가 흡수된다는 것은 바깥으로 튀어나온 조직들이 없어진다는 것이지 원래 있던 척추 사이 디스크 내부로 다시 흘러 들어간다는 뜻은 아니다. 이런 디스크의 흡수 기전에 관한 여러 가지 이론이 있는데, 가장 잘 알려진 기전은 면역 반응이다. 손상된 디스크 내부 조직이 흘러나오게 되면 우리 몸의 면

역을 담당하는 림프구, 대식세포(macrophage)와 같은 세포가 염증 반응을 일으켜 흘러나온 수핵을 제거하기도 하고, 수핵 세포의 자연사(apoptosis)가 일어나게 된다. 연구에 따르면 디스크 파열 이후 흘러나온 수핵의 양이 많을수록 흡수가 더 많이 일어난다고 한다.

그렇다면 디스크가 많이 흘러나올수록 더 좋은 것일까? 그렇지는 않다. 일단 수핵이 흘러나오면 탄력이 떨어지면서 충격 흡수 기능도 떨어지고, 디스크 자체의 높이가 감소하면 후관절이나 척추뼈 주위의 퇴행성 변화가 가속되어 척추 협착증, 퇴행성 관절염과 같은 질환이 발생한다.

이런 이야기를 하면 '아, 내 허리 인생은 이제 끝이구나' 하고 실망하는 분들이 있을 텐데, 오히려 한번 디스크가 파열되었던 분이라면 다시 재발하지 않도록 척추 주위 코어 근육들을 잘 단련하고 나쁜 동작과 자세를 피하면서 디스크가 잘 나을 수 있도록 신경을 쓰면 된다. 간혹 허리 디스크 파열 몇 개월 후 MRI를 가져와서 처음 MRI 영상과 다를 바가 없다며 좌절하는 환자들이 있다. 하지만 파열되어서 흘러나온 수핵 성분이 흡수되지 않았다고 전혀 실망하거나 좌절할 필요가 없다. 증상이 좋아졌다면 그것만으로도 호전이 되었으며 잘 낫고 있다는 신호이기 때문이다.

비슷한 듯 다른
디스크 탈출증과 척추관 협착증
척추관 협착증과 그 밖에 요통을 일으키는 질환들

환자들이 "저 디스크인가요?"만큼이나 많이 하는 질문이 "협착증인가요?"이다.

이 두 질환은 정확히 구분되기보다는 노화에 따른 퇴행성 변화가 일어나면서 공존하는 경우가 상당히 많다. 엑스레이를 설명하며 척추 위아래 사이 공간 높이가 줄어들어 있다고 말하면, 환자분이 이를 협착이라고 기억해 다른 병원에 가서도 "저는 허리 협착이 있어요"라고 말하기도 한다.

척추 주위 조직의 퇴행성 변화로 인해 추간판 섬유륜, 척추뼈나 관절 부위, 황색인대 등의 변형이 일어나면 신경이 지나가는 길이 좁아지면서 신경근이 눌리게 되는데, 이때 다리 저림, 혈류 장애, 쥐 내림 등의 복합적인 증상이 일어나게 되고 이것을 척추관 협착증이라 한다.

디스크 탈출증과 척추관 협착증 모두 다리로 내려가는 신경이 눌려 통증이 생기는 증상은 비슷하지만, 디스크 질환의 경우 갑자기 통증이 시작되고 허리를 굽히면 악화되는 경우가 많다. 하지만 협착증은 주로 보행을 시작하면 다리가 저리고 통증이 심해지는데, 허리를 굽히거나 걸음을 멈추고 쪼그리고 앉아 쉬면 증상이 호전되기도 한다. 이런 증상을 간헐적 파행증이라고 하며, 협착

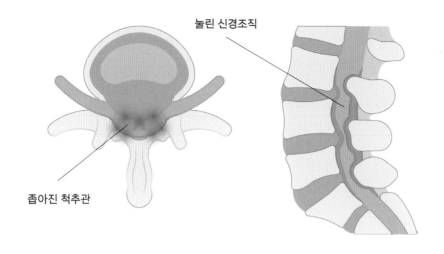

눌린 신경조직

좁아진 척추관

그림 7 척추관 협착증의 양상

척추 주위 조직의 변화로 신경이 지나가는 길이 좁아지면서
신경근이 눌리며 복합적인 증상이 일어난다.

정도가 심할수록 걸을 수 있는 거리가 줄어든다. 허리 디스크 파열의 경우는 주로 노년층보다 디스크 내부 수핵의 수분이 풍부한 20~50대 청장년층에서 많이 발생하고, 협착증은 주로 50대 이후 척추의 퇴행성 변화와 함께 나타난다. 척추관 협착증은 복부 근육 강화, 고관절과 몸통의 유연성 강화, 바른 자세를 유지할 수 있는 코어 근육 강화 운동으로 증상의 진행을 예방할 수 있다. 이처럼 운동과 함께 물리 치료, 약물 치료 등 주로 보존적 치료를 하게 되지만, 마비가 있거나 일상생활 수행이 힘들 정도로 통증이 심하면 감압술이나 추간공 확장술, 유합술과 같은 수술적 치료가 이루어지기도 한다.

어느 날 임신부가 심한 허리 통증으로 어쩔 줄 몰라 하며 진료실에 온 적이 있다. 임신 전 허리 디스크 탈출증을 진단받은 병력이 있었는데, 임신 20주가 되면서 갑자기 좌측 골반 위 허리가 너무 아프다면서 눈물을 뚝뚝 흘리면서 온 것이다. 임신하면 다들 허리가 아프다는 말만 믿고 참아 보려고 했는데, 잠을 잘 수가 없을 정도로 너무 괴로워 찾아왔다고 했다. 수면을 방해할 정도의 야간

	척추관 협착증	디스크(추간판) 탈출증
호발 나이	50대 이상	20~50대 사이 청장년층
발병 양상	허리보다는 주로 엉덩이나 하지 통증으로 서서히 발생	허리와 다리로 갑자기 통증 발생
발생 원인	척추관이 좁아지면서 신경 압박	디스크 파열, 탈출로 인한 신경 압박
굽힐 때(앉아있을 때, 계단을 올라갈 때) 통증	증상이 나아짐	증상이 심해짐
젖힐 때(계단이나 경사로 내려올 때) 통증	증상이 심해짐	증상이 나아짐
보행 시 통증	걸으면 다리 통증이 악화되고 쪼그리고 앉아서 쉬면 호전	앉아있으면 허리 통증이 악화되고 걸으면 차차 통증이 완화됨
누워서 다리를 올릴 때 (하지직거상) 통증	증상 악화 없음	하지 방사통이 심해짐

표 3 척추관 협착증과 디스크 탈출증의 비교

통은 통증 진료를 보는 의사를 긴장시키는 통증 신호 중의 하나이다. 이 산모의 경우 골반 위쪽의 등을 두드려보니 갈비뼈–척추각 압통(CVA tenderness)이 있었다. 이런 경우 장이나 요로 관련 질병인 경우가 많다. 응급으로 입원해서 검사해 보니 역시나 신장 결석이 문제였다.

허리가 아픈 환자가 오면 의사들은 보통 언제부터, 무엇을 할 때 아픈지 물어본다. 보통 척추나 근육, 인대 같은 근골격계 원인의 허리 통증은 움직임을 동반할 때 아픈 경우가 많다. 앉아있다가 일어서거나, 허리를 굽히거나 하는 식으로 말이다. 그런데 가만히 있어도 아프거나, 자다가 깰 정도의 통증이 있다면 디스크 질환이나 염좌·골절과 같은 기계적 요통, 관절염·협착증·디스크 내장

45

증과 같은 퇴행성 요통이 아닌 경우가 많다. 사례의 임신부와 같은 신장·요로 질환이나 담낭 질환, 기타 소화기계 질환, 폐렴, 기타 산부인과 질환도 허리 통증을 일으킬 수 있으니 감별 진단을 염두에 두어야 한다. 특히 힘 빠짐, 발열, 다발성 관절 통증, 아침 관절 경직, 피부 증상, 야간 통증, 체중 감소와 같은 전신 증상이 동반된다면 자가면역 질환이나 암 등의 여러 질환을 염두에 두고 혈액 검사, 근전도검사, MRI, 본스캔 등 정밀 검사를 해야 한다.

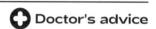

Doctor's advice

대표적인 허리 질환별 증상

● 요추 염좌
외상이나 반복적인 과사용 후에 증상이 생기며, 움직일수록 아프고 휴식하면 좋아진다. 근육을 만졌을 때 압통이 있고 아파서 움직일 수 있는 범위에 제한이 생긴다.

● 디스크 탈출증
갑작스러운 통증과 함께 특정 신경근의 번호에 따라 엉덩이에서 발끝 사이 피부 분절 부분에 방사통이 나타난다. 허리를 굽힐 때 악화되며, 기침하면 울리고 힘이 빠지는 느낌이 들기도 한다.

● 척추관 협착증
50대 이상에서 통증이 서서히 악화된다. 걸음을 걸으면 다리가 저리고 쥐가 내리는 증상과 방사통이 악화된다. 허리를 젖히면 통증이 심해지고 휴식을 취하면 좋아진다.

● 척추 압박 골절
허리를 굽히면 허리의 특정 부분에 통증이 나타나고 만졌을 때도 압통이 있다. 보통 외상이나 골다공증, 오랜 스테로이드 사용 시 발생 위험도가 높다.

● 종양
설명되지 않는 체중 감소가 있으면서 특정 척추 부위를 만지면 압통과 통증이 느껴진다. 기존 암 병력이 있어 척추로 전이되는 경우도 있다.

● 감염
골수염, 추간판염, 경막외 농양, 기립근이나 장요근 등의 근육 내 농양 같은 경우로 전신 발열, 특정 부위 통증, 압통이 있을 수 있다. 이전 척추 시술이나 수술 병력, 면역 억제자, 혈관 내 주사 등이 위험 요인이 된다.

내가 산후조리를 잘못해서
허리가 이 모양이야!

호르몬 변화와 여성의 허리 통증

한동안 임신 요통 클리닉이라는 임산부 전문 통증 클리닉 진료를 한 적이 있다. 당시 클리닉을 찾던 산모들이 가장 많이 하는 말이 '환도선다'였다. 환도란 한의학적으로 골반 부위의 혈자리를 뜻하는데, 엉덩이 양옆의 이상근 부위 정도를 가리킨다. 임신 중 발생하는 이 골반 통증의 의학적 명칭은 임신 관련 후방 골반 통증(pregnany related posterior pelvic pain)으로 엉덩이 부분이 찌르는 듯이 아픈 통증을 말한다.

임신을 하면 10개월 동안 배가 나오고 가슴이 커지는 등 다양한 변화가 생긴다. 출산을 위해 여러 가지 호르몬 변화가 일어나고 체형이 변함에 따라 허리, 골반에도 변화가 생기며 통증을 경험하게 된다. 릴렉신(relaxin)이라는 호르몬과 여러 여성 호르몬이 척추와 관절에 작용해 느슨하게 잘 벌어지도록 만들어 조그만 충격에도 잘 삐게 되고, 골반의 관절이 늘어나 걸을 때마다 엉덩이에서 다리까지 칼로 찢는 듯한 통증이 생기기도 한다. 특히 기존에 천장관절(골반에서 엉치뼈와 엉덩이뼈가 만나는 부위 관절) 손상이 있었던 경우나 태아가 큰 경우, 노산, 신체 활동이 과한 경우 잘 발생한다. 이 외에도 실생활에서 잘못된 자세나 운동을 통해 통증이 악화되는 경우도 많다. 그래서 바르게 앉는 법, 일어

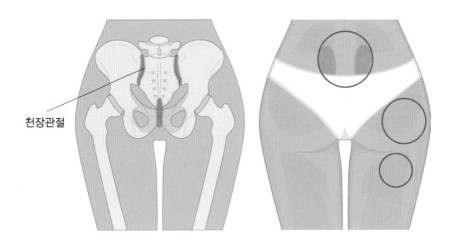

그림 8 골반 통증이 자주 생기는 부위

임신 중에는 호르몬과 체형 변화에 의해 엉덩이, 골반 부분에 통증을 겪는다.

서는 법, 걷는 법을 배우고 가면 보통 2주 안에 많이 호전된다.

출산 후에도 지속되는 허리 통증으로 병원을 찾는 산모들은 출산하면서 골반이 틀어져서 아픈 것이 아니냐는 이야기를 많이 한다. 의학적으로 출산 시에 벌어진 골반은 2주 안에 회복이 된다. 그러나 뼈는 붙었다고 해도 관절을 붙잡고 있는 코어 근육이나 인대는 아직 느슨한 상태이기 때문에 당분간은 약하디 약한 신생아 수준의 척추 상태가 유지된다. 이런 상황에서 하루 종일 수유하고 기저귀를 가는 등의 육체 활동을 하다 보니 어디 한 군데 멀쩡한 곳이 없이 목에서부터 발바닥까지 통증이 따라다닌다. 출산 후 운동을 통해 하루빨리 이런 근육을 회복해야 하는데, 우리나라는 잘못된 산후조리 문화로 출산 후 1년이 지나도록 꽁꽁 싸매고 보양식을 먹는 경우가 많다. 그러다 보니 점점 허리 건강이 나빠져 만성 요통으로 이어지기도 한다. 70~80대 할머니들이 임신 요통 클리닉을 지나가면서 "내가 산후조리를 잘못해서 이제껏 요 모양이야!"라고들 말씀하신다. 그럴 때마다 속으로 맞장구치면서 생각했다. '맞습니다. 산후조리가 너무 잘못됐습니다. 출산 직후부터 케겔 운동과 코어 호흡 같은 속근육 회복을

시작했어야 하는데 말이에요.'

이렇듯 여성과 남성, 어머니와 아들의 허리는 다를 수밖에 없고, 당연히 똑같은 치료를 고집해서는 안 된다. 사체 부검이나 MRI 검사를 통한 여러 연구를 살펴보면 추간판의 퇴행성 변화, 즉 디스크가 망가지기 시작하는 변화는 20대 여성보다 남성에게서 더 많이 관찰된다. 이는 젊은 남성이 여성보다 운동이나 신체 활동량이 많기 때문으로 해석할 수 있다. 실제 병원을 찾는 20대 남자 환자는 웨이트 트레이닝, 농구, 축구, 크로스핏 등 대부분 운동하다가 다쳐서 찾아오는 경우가 많다.

그러나 여성이 완경기에 접어드는 50대가 되면 허리 디스크의 퇴행성 변화는 남성보다 여성에서 더욱 명백하고 빠르게 심각한 손상이 관찰된다. 물론 여성들이 통증 민감도가 높다는 보고도 있고, 생리 주기에 따른 호르몬 변화도 영향을 미친다. 임신과 출산을 겪으면서 늘어나고 약해진 척추와 관절로 육아를 하다 보면 허리 통증을 피할 수가 없다. 그럼에도 불구하고 여성의 몸에 가장 큰 변화를 일으키는 것은 완경이다. 호르몬 변화로 인한 체중 증가와 더불어 골밀도의 저하, 근육 감소, 조직 유연성 감소 등 많은 요인이 허리 통증을 야기한다.

에스트로겐은 뼈를 만드는 조골세포(osteoblast)를 자극해 뼈의 칼슘 소실을 막고, 다시 뼈를 생성할 수 있게 해 골감소증, 골다공증 같은 질환으로부터 보호한다. 하지만 완경 후에는 에스트로겐의 감소로 인해 골밀도가 낮아질 뿐만 아니라 뼈와 피부 같은 조직에서 콜라겐 감소가 일어난다. 그리하여 70~80대에는 요통의 유병률이 가장 높은 지점을 찍게 되는 것이다. 그렇다면 여성 호르몬 치료를 하면 허리 통증이 좋아질까? 아쉽게도 그 효과에 대한 뚜렷한 연구 결과가 없다. 대신 앞서 제시한 이유들-골다공증, 근감소증, 체중 증가-에 대한 관리가 치료 방법이 된다. 특히 대한민국 어머니들이 너무나 싫어하는 근력 운동이 해답이다. 걷기나 스트레칭만으로는 줄어드는 근육을 지킬 수가 없다. 병원에서 주사 맞고 약을 먹어도 시원하게 좋아지지 않는다면, 여자의 일생에 따른 이러한 변화를 이해하고 관리해야 한다는 것을 다시 한번 강조한다.

지긋지긋한 허리 통증, 도대체 왜!

허리 통증의 다양한 원인

허리 통증은 척추(디스크), 근육, 인대 등 근골격계 원인인 경우가 대부분이지만, 신장 또는 요로 질환이나 담낭 질환, 기타 소화기계 질환, 산부인과 질환 등도 허리 통증의 원인이 될 수 있으므로 내 통증의 원인을 찾는 것이 중요하다.

급성 요통과 만성 요통

◆ 급성 요통은 특정한 운동이나 동작 후에 발생하는 경우가 많고 갑자기 시작되어 며칠에서 몇 주간 지속된다. 만성 요통은 주로 특별한 사건이 없이 시작되어 연속적이거나 주기적으로 증상이 3개월 이상 지속된다.

◆ 급성 요통 중 교통사고나 낙상 사고 이후 심한 통증이 생긴 경우, 골다공증성 압박 골절인 경우, 체중 감소나 발열, 오한을 동반한 허리 통증인 경우, 운동 및 감각이 마비되거나 대소변 기능 장애를 동반한 허리 통증인 경우는 응급 상황일 수 있으므로 즉시 병원을 찾는다.

◆ 급성 통증을 방치하면 만성 통증이 된다. 통증이 만성화되면 통증을 일으키는 물질이 더 많이 분비되어 염증 반응이 쓰나미처럼 커지면서 통증이 악화되고, 일반적 치료에 반응이 떨어져 우울, 불안, 불면까지 일으킨다.

◆ 통증의 강도가 심할수록, 체중이 많이 나갈수록, 무거운 것을 많이 드는 직업일수록, 자세가 좋지 않을수록 만성 통증이 될 확률이 높으며, 흡연과 건강염려증, 우울증 또한 만성 통증의 위

험 요소로 작용한다. 반대로 좋은 건강 상태와 주기적인 운동은 만성 통증을 예방하는 좋은 인자로 작용한다. 그러므로 급성 통증이 있을 때 이를 간과하지 말고, 적절한 치료의 진행과 생활 습관을 개선해야 한다.

급성 요통의 가장 흔한 원인, 염좌

가장 흔한 급성 요통 원인의 하나는 흔히 '삐었다'고 표현하는 증상인 염좌이다. 무거운 물건을 들거나 허리를 굽히고 펴는 동작을 반복하는 경우, 나쁜 자세를 장시간 유지하는 경우 근육이나 힘줄, 인대의 손상으로 통증이 발생한다. 이런 경우 허리 통증의 원인이 되는 동작이나 행동을 중단하고 무리한 스트레칭보다는 냉찜질을 하며 휴식하면 짧게는 3~4일, 길게는 1~2주 안에 증상이 호전된다. 이때 진통소염제나 근이완제를 며칠간 복용하면 도움이 된다.

헷갈리는 질환, 추간판 탈출증과 척추관 협착증

◆ 흔히 '디스크'라고 부르는 추간판 탈출증은 척추뼈와 척추뼈 사이를 연결하는 구조물인 추간판(디스크)의 수핵이 터져서 튀어나오거나 일부가 찢어지는 디스크 파열을 말한다. 나이가 듦에 따른 퇴행성 변화가 원인이기도 하고, 신체 사용 강도, 유전적 요인, 영양학적 요인, 환경적 요인, 흡연 등의 습관적 요인도 영향을 미친다.

◆ 많은 연구에서 흘러나온 디스크의 수핵이 자연적으로 양이 줄어들면서 흡수된다는 보고가 있다. 디스크가 터지더라도 수술하지 않고 주사, 약물, 운동과 같은 보존적 치료를 통해 증상이 나아질 수 있다.

◆ 척추 주위 조직의 퇴행성 변화로 인해 신경이 지나가는 길이 좁아지면서 신경근이 눌리게 되는데, 이때 다리 저림, 혈류 장애 등의 복합적인 증상이 일어나는 것을 척추관 협착증이라고 한다.

◆ 디스크 탈출증과 척추관 협착증 모두 다리로 내려가는 신경이 눌려 통증이 생기는 증상은 비슷하지만, 디스크 질환의 경우 갑자기 통증이 시작되고 허리를 굽히면 악화되는 반면, 협착증은 보행을 시작하면 다리가 저리고 통증이 심해지는데 허리를 굽히거나 걸음을 멈추고 쪼그려 앉아 쉬면 증상이 호전되기도 한다.

◆ 척추관 협착증은 복부 근육 강화 운동으로 증상의 진행을 예방할 수 있으며, 운동과 함께 물리 치료, 약물 치료 등 보존적 치료를 통해 좋아질 수 있다. 하지만 마비가 있거나 일상생활 수행이 힘들 정도로 통증이 심하면 수술적 치료가 방법이 된다.

2장.

스트레칭 백날 해도
통증은 나아지지 않는다

스트레칭과 마사지로는
절대 통증이 나아질 수 없다

근력 운동의 중요성

환자들에게 "허리를 위해 하는 운동이 있나요?"라고 물으면 가장 많이 하는 대답이 "스트레칭은 매일 하고 있어요."다. 그럴 때마다 나는 조금 잔인하게 들릴 수도 있겠지만 "스트레칭만으로는 절대 허리 통증이 낫지 않습니다."라고 말한다. 그러면 환자들은 "아니 방송이나 매체에서는 전문가들이 허리에 좋은 스트레칭이라면서 알려주는데, 원장님은 왜 도움이 안 된다고 하시나요?"라며 혼란스러워한다.

스트레칭과 더불어 환자들이 많이 하는 나름의 허리 관리로는 안마 의자 사용을 비롯한 마사지가 있다. 마사지는 뭉친 근육을 풀어 긴장을 이완시키고 혈액 순환을 돕는 등 이점이 있다. 내가 하는 스트레칭이나 남이 해주는 마사지나 하고 나면 무언가 부드럽고 통증이 줄어드는 듯한 느낌이 드는 건 사실이다. 하지만 다들 경험해 보았듯 스트레칭이나 마사지를 받고 며칠만 지나면 다시 통증이 시작된다. 왜 그럴까?

통증은 체형의 균형이 깨지면서 생긴다. 즉 조직이 본래의 위치나 긴장도를 벗어나게 되면 미세한 염증들이 생기면서 통증이 발생한다. 통증의 치료에 있어서 우리 몸의 균형을 회복하는 것은 굉장히 중요하다. 이러한 척추의 균형은 근육이 좌우한다고 해도 과언이 아니다. 정면에서 보았을 때 척추의 휨이 없이 좌우 대칭이 잘 맞는 것도 중요하지만 옆면에서 보았을 때 허리는 앞으로 볼록하고 등은 뒤로 볼록한 전만, 후만의 커브 곡선이 잘 만들어져야 한다. 그래야 기립근이 제대로 근력을 만들어 허리에 부담감을 주지 않고 지낼 수 있다. 이 균형이 잘 유지되려면 척추 앞면의 복근, 장요근과 같은 근육이 앞 방향으로 적절하게 척추를 당겨주고, 척추 뒷면의 기립근, 광배근, 둔근과 같은 근육이 척추를 받쳐줘야 한다. 이 근육들이 각각의 역할을 하지 못하고 과도하게 긴장하거나 약해지면 그림 9처럼 하지 교차 증후군(lower crossed syndrome)이라 불리는 체형이 되기도 한다. 현대인에게서 흔히 볼 수 있는 체형이다.

흔히 허리 통증을 완화하는 스트레칭, 마사지로 알려진 동작은 척추의 커

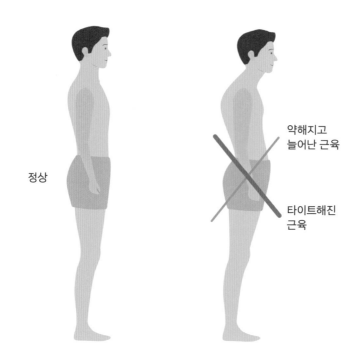

약해지고
늘어난 근육

타이트해진
근육

정상

그림 9 │ 하지 교차 증후군

허리 뒤쪽의 광배근과 기립근, 앞쪽의 장요근이 필요 이상으로 타이트해지고,
엉덩이 근육과 복근이 약해지면서 척추의 바른 정렬이 무너졌다.

브를 망가뜨리는 근육을 풀어주는 역할을 한다. 그렇기 때문에 하고 난 직후에는 시원한 느낌이 들고 개운하다. 하지만 휘어 있는 활을 생각해 보자. 활을 당기면 팽팽해진 줄은 장력 때문에 다시 원래의 상태로 돌아가기 마련이다. 우리 몸도 마찬가지다. 마사지나 스트레칭은 우리 몸의 긴장되고 팽팽한 부위를 풀어주는 원리이다. 물론 계속 반복하면 어느 정도 긴장감이 떨어지고 변화가 일어나겠지만, 반대편의 늘어지고 약해진 부위를 강하게 만들어 주지 않는다면 다시 처음 상태로 돌아갈 수밖에 없다. 그렇기 때문에 스트레칭과 마사지는 임시방편일 뿐, 허리 통증을 낫게 하기 위한 변화를 만들어 내기는 부족하다. 결국은 근육을 강하게 만드는 것, 근력 운동이 필요하다. 몸의 긴장된 부분을 풀어내는 스트레칭과 늘어진 부분을 강하게 만드는 근력 운동이 함께 동반되어야 통증을 완화하고 그 원인을 바로잡을 수 있는 것이다. 이를 위한 스트레칭, 운동법은 뒤에서 다시 소개하기로 한다.

허리 아플 때 따라 하면
안 되는 스트레칭

굽히고 돌리는 동작을 피하라

허리가 뻐근해서 스트레칭을 했더니 오히려 더 아파져서 옴짝달싹을 못 했던 경험, 다들 한 번쯤은 있을 것이다. 사실 의사들도 허리 통증의 원인을 명확하게 디스크, 인대, 근육으로 하나하나 분리해서 구분하지는 못한다. 하지만 반복적으로 일어나는 허리 통증의 원인은 대부분 디스크 관련 문제가 많다. 이런 경우 허리를 굽히는 동작을 주의하는 것이 중요하다. 특히 허리를 굽혀서 발끝까지 손을 쭉 뻗는 스트레칭을 한 후 통증이 악화되어 병원에 오는 경우가 많은데, 그 이유에 대해 알아보자.

하루 동안 척추에 일어나는 일을 생각해 보면, 누워 있는 시간을 제외하고는 대부분 책상이나 소파에 앉아있거나, 물건을 들거나, 청소를 하는 등 거의 허리를 굽히는 동작으로 이루어진다. 특히 의자에 오래 앉아서 시간을 보내는 학생이나 직장인의 경우 허리 뒤쪽의 요추나 흉추 기립근뿐만 아니라 척추 주위 힘줄, 인대 등 구조물이 늘어나게 된다. 이렇게 늘어나고 약해진 인대와 근육들은 허리 디스크를 보호할 수 있는 자세인 요추 전만을 유지하지 못하게 만든다.

특히 무거운 물건을 들거나 웨이트 트레이닝 등의 운동을 할 때 적당한 양의 수축력, 힘을 발생하여 허리를 보호해야 하는데, 그게 되지 않아 허리를 다치게 한다. 이렇게 변형된 체형은 척추 사이에 있는 추간판, 즉 디스크에도 과도한 압력을 전달하게 되어 추간판 탈출을 야기하고 신경을 눌러 엉덩이나 다리 쪽까지 방사통을 일으킨다. 실제로 허리 디스크 손상에 가장 많은 기전은 허리를 굽히거나 무거운 물건을 들 때 생기는 압박력과 허리를 회전하는 동작 등을 할 때 위아래 척추에 서로 다른 방향으로 작용하는 전단력(shear force, 剪斷力)이 발생하는 경우다. 그러므로 허리 통증이 있을 때 허리를 굽히고 돌리는 스트레칭은 상처에 소금을 뿌리는 격이므로 피하는 것이 좋다. 또한 구르기, 훌라후프 돌리기, 좌우로 굽히기와 같은 동작도 주의가 필요하다.

물론 모든 사람에게 이런 스트레칭이 나쁘다는 말은 아니다. 앞서 설명한 것처럼 허리를 굽힐 때 아픈 질환을 가진 경우, 수반된 체형적 변화를 고려하여 무리하게 허리를 굽히는 스트레칭을 하면 안 된다는 말이다. 이미 늘어나서 약해진 허리 조직에다가 무리하게 자극을 주지 말아야 한다. 오래 앉아있을 때 허리가 아픈 경우, 앉아있다가 일어설 때 또는 허리를 굽힐 때 아픈 경우, 다리를 들어 올릴 때 아픈 경우, 아침에 일어날 때 허리 통증이 심한 경우라면 아래의 동작은 피하는 것이 좋다.

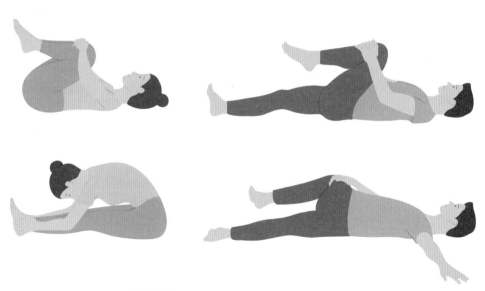

그림 10 허리 아플 때 하면 안 되는 스트레칭

허리 아픈 자,
허리를 굽히지 말라고?

굽히지 않는 것이 아니라 바르게 굽혀야 한다

스트레칭에 대해서 이렇게 설명하면 허리를 아예 굽히지 말라고 오해할 수 있다. 실제 요즘 들어 요추전만, 신전운동에 대한 관심이 커지면서 허리를 굽히면 큰일이 나는 것처럼 생각하는 분들이 많다. 하지만 허리를 굽히지 않고 살수는 없지 않은가. 그렇다면 바르게 허리를 굽히는 법을 배워야 한다.

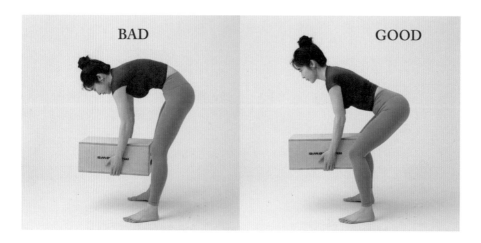

그림 11 허리 굽히기 바른 자세

허리를 굽힐 때는 허리를 동그랗게 말지 않고
오른쪽과 같이 고관절을 접는 힙힌지 자세를 취한다.

허리를 굽히는 동작은 물건을 주워 올리거나, 세수를 하거나, 머리를 감는 등 자주 반복하는 동작이다. 보통은 허리를 동그랗게 말아서 굽히지만, 허리를 굽혀서 통증이 있는 환자들은 벌써 허리를 쓰지 않고 상체를 숙이는 법을 알고 있다. 바로 무릎을 굽히거나 고관절을 접는 힙힌지(hip-hinge) 자세를 취하는 것이다. 이는 우리가 운동을 처음 배울 때 주로 접하는 데드리프트, 스쿼트 자세와 흡사하다. 바르게 허리를 굽히는 힙힌지 자세야말로 허리 아픈 사람들에게 가장 필요한 재활 훈련이다. 그런데 또 이 동작이 생각처럼 쉽지가 않다. 이 동작을 하기 위해서는 하체 근육과 복근의 힘, 고관절의 유연성 등 많은 신체 조건들이 뒷받침되어야 하기 때문이다(훈련법에 대해서는 뒤에서 운동과 함께 소개한다). 그렇기에 제대로 허리를 숙이는 법을 배워야 한다는 것을 다시 한번 강조하고 싶다.

33세 박정훈 씨는 키가 190cm 가까이 되는 장신으로 만성 허리 통증이 있었다. 어느 날 SNS에서 허리 통증에는 허리를 굽히면 안 된다는 정보를 접한 후 일 년 가까이 최대한 허리를 굽히지 않고 생활했다. 그러다 이제는 허리가 잘 굽혀지지 않아 불편하기도 하고, 앞으로 다시는 허리를 굽히지 못할까 두려운 마음에 병원을 찾았다. 박정훈 씨는 두어 달 물리 치료와 재활 치료를 통해 회복했고, 바른 운동법을 익혀서 이제는 통증 없이 잘 움직일 수 있게 되었다.

박정훈 씨의 경우처럼, 앞서 말한 신전운동 열풍으로 인해 병원을 찾는 환자들이 있다. 허리를 굽히면 안 된다는 말을 듣고 극단적으로 따라 하다가 어느 순간 허리를 숙이면 아프고 불편한 증상으로 찾아온다. 개인적으로 가장 안타까운 경우다. 어느 하나의 정보가 무조건 모든 사람에게 옳을 수가 없는데, 허리가 아프면서 숙이는 것에 대한 공포와 강박이 생겨 1~2년을 뻣뻣하게 지내다 보니 몸이 말을 듣지 않는 것이다.

척추 디스크는 척추 뼈와 뼈 사이에 마치 샌드위치 같은 구조로 자리 잡고 있는데, 디스크 자체는 혈관이 없어서 마주하고 있는 척추 뼈, 종판이라고 부르는 구조물에서 영양분을 받는다. 그런데 실제 세포 공학 연구를 통해서 밝혀진 바에 의하면 디스크를 과하게 사용하고 많이 움직일수록 빨리 닳게 되며, 반대로 움직임이 너무 적은 경우에도 디스크의 퇴행성 변화가 촉진된다고 한다. 적당한 압력이 디스크에 전해질 때 디스크 세포의 합성과 대사, 영양물질 전달에 바람직한 영향을 주어 건강을 유지할 수 있다. 이 말은 즉, 허리가 아프다고 계속 누워만 있거나 어느 한 자세로만 지내서는 안 된다는 의미이다. 척추가 석회화되고 척추 종판에 퇴행성 변화가 꽤 진행된 심각한 상황을 제외하고는 일상생활 정도의 압력은 오히려 디스크 건강을 유지하는 데 윤활 역활을 하여 도움이 된다. 게다가 척추 주위를 받치고 있는 근육 조직들마저 다 굳어버리게 되면 지방 변성이 일어나거나 근력이 약해지면서 허리를 더 약하게 만들기 때문에 절대 아프다고 누워만 지내서는 안 된다. 덧붙여 허리 건강을 위한 운동을 구성할 때는 척추의 굴곡, 신전, 회전과 같은 다양한 가동 범위의 운동이 포함될 수 있도록 해야 한다.

바른 자세는 하루아침에
만들어지지 않는다

바른 자세를 위한 근육이 필요하다

바른 자세에 대한 중요성은 모두가 이미 잘 알고 있다. 환자들도 "선생님 제 자세 한번 봐주실래요?", "어떻게 앉아야 바른 자세인가요?"라고 종종 묻곤 한다.

바른 자세란 도대체 어떤 자세일까?

모델처럼 쭉 뻗은 척추 라인을 떠올릴 테지만 우리 몸의 척추는 목, 등, 허리가 각각 따로 가지고 있어야 하는 고유의 곡선이 있다. 그런데 20대 중반을 넘어가면 근육은 점점 약해지고, 책상에 앉아 있거나 운전을 하는 등 몸을 앞으로 구부린 채 지내는 시간이 많다 보니 몸의 바른 곡선을 유지할 수 있는 근육은 더욱 약해진다. 그렇기 때문에 바른 자세를 만들기 위해서는 곡선 앞쪽의 짧아진 근육을 늘려주고, 곡선 뒤쪽의 늘어난 근육을 짱짱하게 만들어야 한다. 즉 바른 자세는 스트레칭과 근력 운동 없이는 만들어질 수 없다는 말이다. 진료실에서 턱을 당겨 어깨 라인과 맞추고, 골반을 세우고, 흉곽을 잡아주면 하나같이 나오는 반응이 있다.

"정말로요? 이렇게 하고 어떻게 지내요?"

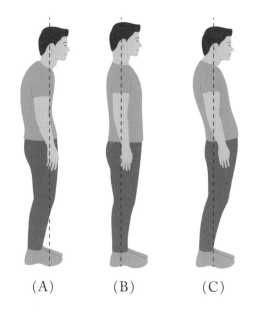

그림 12 바르게 선 자세

(A)는 거북목에 일자 허리로 노인에게 많이 나타나는 체형이며,
(B)는 바른 자세, (C)는 거북목에 라운드 숄더로 골반을 앞으로 쭉 내밀고 선 자세이다.

공원에서 걷기 운동을 하는 사람들의 자세를 보면 참으로 다양하다. 그러다 간혹 '아이코, 저런 자세로 계속 걸으면 무릎이랑 발바닥이 더 아플 텐데' 하고 걱정될 때도 있다. 그림 12의 (A)는 거북목을 가지고 있으면서 일자 허리를 가진 구부정한 체형이다. 흔히 나이가 들면서 노인에게 많이 나타나는 자세인데, 걸을 때 다리를 충분히 들어 올리지 못하고 터덜터덜 무겁게 다리를 끌면서 걷는 경우가 많아 무릎 관절염이나 족저근막염 등이 악화되기 쉽다. (C)는 지하철에서 핸드폰을 보고 서 있는 사람들을 보면 흔하게 관찰되는 모습이다. 거북목에 라운드 숄더, 즉 견갑골이 내회전 되어 있고 어깨가 안으로 말려 있으며 골반을 앞으로 쭉 내밀어 상체를 그 위로 젖혀 서 있는 자세이다. 이 자세도 목 통증이나 어깨 충돌 증후군 외에도 무릎이 흔히 말하는 뻗정다리가 되면서 과신전 되어 젊은 여성들의 무릎 통증 원인이 된다.

바른 자세를 만들 때는 골반부터 허리까지를 원기둥이라고 생각하고 바르게 일직선으로 세운 다음 상체를 그 위에 레고 블록처럼 올린다고 상상한다. 이 때 갈비뼈의 가장 아래가 골반 위쪽에 얹혀진다고 생각하면 좋다. 그 후 쇄골은 넓게 가슴을 펴주고 귀가 어깨 라인 위에 오도록 뒷목을 펴준다. 이렇게 하면 발목, 무릎, 고관절, 갈비뼈, 어깨, 귀까지가 일직선으로 맞춰지는 바른 자세가 만들어진다.

그러나 설명대로 몸이 잘 움직이지 않을 것이다. 이미 내 몸이 편한 자세대로 근육이 부분부분 굳어버렸기 때문이다. 이를 탈피하기 위해서 어떤 운동이든 하지 않는 것보다는 움직이는 것이 낫다. 하지만 허리 통증, 거북목으로 고생하는 사람이라면 바쁜 시간 속에서 이왕이면 도움이 되는 운동을 하는 것이 좋지 않은가? 그렇다면 제대로 앉고, 서고, 걷는 자세에 도움이 되는 근육을 만들어 주는 것이 좋지 않을까? 앞서 스트레칭만으로는 절대 통증이 나을 수 없다고 말한 이유가 여기에 있다. 바른 자세 근육을 만들어 주기 위해서는 적절한 근력 운동이 함께 뒷받침되어야 한다.

잘못된 자세만 안 해도
통증 예방 절반은 가능하다

일상생활에서 흔히 하는 잘못된 자세

사람들은 대체로 허리 건강을 위해 무언가 하려고 한다. 하지만 허리 건강을 지키기 위해서는 무엇을 하려고 하지 말고, 안 하는 것이 더 중요하다. 허리에 부담을 주는 나쁜 운동이나 자세를 피해야 한다는 뜻이다. 우리가 일상생활에서 매일 하루에도 몇 번씩 반복하는 동작이 일주일에 한두 번 하는 운동보다 내 허리에 중요한 영향을 미친다는 것을 알아야 한다. 티끌 모아 태산이라는 말처럼 자주 반복되는 나쁜 자세들이 내 척추를 삐뚤게 하고, 허리 디스크를 약하게 만든다. 대표적으로 일상에서 척추 건강을 망치는 잘못된 자세들을 살펴보자.

일어나기 BAD GOOD

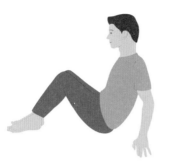
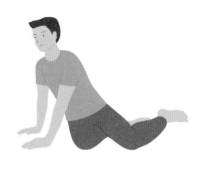

  아침에 일어날 때 무심코 이불을 발로 차면서 벌떡 일어나는 동작은 좋지 않다. 아침 기상 시에는 조직들이 굳어 있기 때문에 갑작스러운 반동을 주면서 일어나는 자세는 허리 조직에 손상을 주거나 염증을 악화시킬 수 있다. 침대에서 일어날 때는 옆으로 돌아누워 손으로 바닥을 짚고 상체를 일으키는 것이 좋다. 또한 디스크 내부 압력이 높아진 상태이므로 일어나자마자 허리를 굽히거나 돌리는 스트레칭도 하지 않는 것이 좋다.

머리 감기 & 세수하기 BAD GOOD

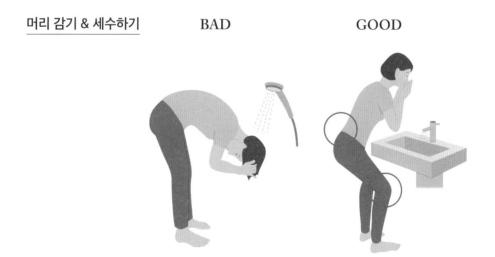

  또 하나 많은 사람들이 취하는 나쁜 자세는 바로 허리를 굽혀 머리를 감는 동작이다. 5~10분가량을 허리를 굽힌 자세를 유지하면 허리 근육 염좌뿐만 아

니라 디스크에 가해지는 압력이 높아지고, 특히 기존 허리 디스크 질환이 있는 경우라면 악화되기 십상이다. 머리를 감을 때는 되도록 서서 고개를 뒤로 젖혀서 감고, 허리를 굽혀서 머리를 감거나 세수를 할 때는 스쿼트를 하듯이 무릎과 고관절은 굽히고 허리를 편다.

신발 신기

BAD   GOOD

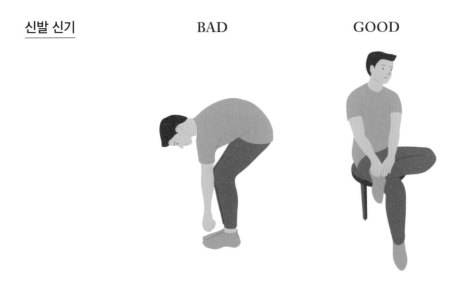

  양말이나 신발을 신을 때 허리를 굽히는 자세에 통증이 있다면 신발 주걱을 사용하거나 낮은 의자를 두고 양반다리를 하듯 다리를 올려 신는 것이 좋다. 전원 생활을 하는 사람이 정원일을 할 때도 마찬가지다. 풀을 뽑거나 청소를 할 때 낮은 의자를 가지고 다닌다.

버스나 지하철에서

BAD   GOOD

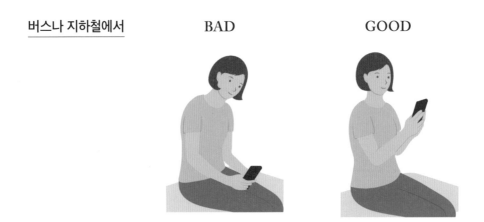

출근길에 지하철이나 버스 같은 대중교통에서 허리를 웅크리고 스마트폰을 장시간 보는 경우가 많은데, 이는 허리뿐만 아니라 목 디스크에도 나쁜 영향을 준다. 허리와 목을 세우고 가방을 받침대로 사용하여 최대로 스마트폰을 눈높이까지 올려 곧은 자세를 유지한다.

앉기

BAD 양반다리

특히 여성들의 경우 집이나 사무실에서 의자에 앉을 때 양반다리를 하는 사람이 많다. 양반다리를 하면 골반은 후방 경사, 즉 허리와 골반이 뒤로 넘어가는 구조가 된다. 그러면 허리를 잡아주는 복근 및 둔근과 같은 코어 근육이 긴장감을 잃고 힘을 쓰지 못하게 되고, 허리 뒤 기립근과 인대는 늘어나고 더 약해진다. 게다가 고관절 앞쪽 근육들이 단축되면서 고관절 충돌 증후군과 같은 다른 질병까지도 야기할 수 있다. 이런 자세로 오래 지내면 일자 허리가 되어서 걸을 때도 등과 허리가 굽은 상태를 보이게 된다. 이런 체형으로 걷기 운동을 한 시간씩 하는 것보다는 30분가량 고관절 주위 근육 스트레칭과 복근, 기립근과 같은 코어 근육을 단련하는 것이 더 도움이 된다.

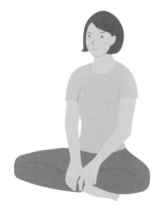
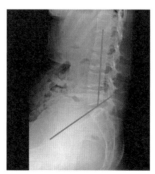
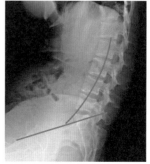

정상 　　　　　　　 양반다리

BAD 다리 꼬기

한쪽 다리를 꼬면 골반이 돌아가게 되고 그 위 척추도 옆으로 휘면서 축을 중심으로 회전하게 된다. 엑스레이에서 보면 마치 30° 정도 옆에서 찍은 사진과 비슷하게 보이는데, 반복적으로 이 자세를 하게 되면 허리, 골반이 돌아가서 척추측만증 외에도 한쪽 척추 관절의 퇴행성 변화를 부추기거나, 한쪽 근육의 단축을 일으킨다. 또한 연구에 따르면, 다리를 꼬면 복부 근육이 힘을 잘 쓸 수 없어 요추전만을 유지하지 못하게 되어 허리 디스크 질환 악화를 야기할 수도 있다. 다리를 교대로 꼬면 괜찮다는 이야기가 떠돌기도 하는데 전혀 근거 없는 이야기인 데다가, 다리를 꼬면서 생긴 체형 변화로 인해 어느 한쪽이 편해지기 때문에 양쪽을 교대로 번갈아 다리를 꼬기도 쉽지 않다.

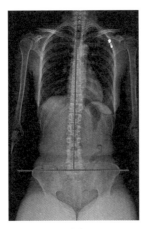 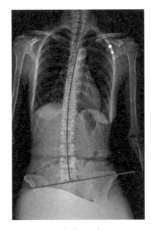

정상   다리 꼬기

BAD 미끄러져 앉기

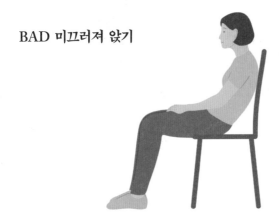

한국 사람은 소파를 의자가 아니라 등받이로 쓴다는 농담이 있다. 그 정도로 좌식 문화를 선호하기 때문이다. 소파에 등을 기대어 바닥에서 앉는 자세는 골반의 후방 경사를 만들면서 위 자세들과 마찬가지로 전체 척추를 동그랗게 후만 커브를 가지도록 만든다. 이와 비슷하게 의자에서 엉덩이가 아래쪽으로 미끄러지게 앉는 자세도 위와 같은 척추 커브 변형을 야기한다. 이런 경우 꼬리뼈, 허리 디스크에 가해지는 압력이 높아질 뿐 아니라 거북목, 일자목을 악화시키기 때문에 목 디스크 환자들도 주의해야 할 자세다.

GOOD 의자에 앉기

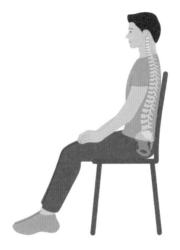

의자의 높이는 무릎을 자연스레 굽혔을 때 발이 땅에 닿을 정도가 되도록 맞춘다. 요추 부위는 전만이 유지될 수 있도록 뒤에서 볼록하게 받쳐주는 지지 커브가 있으면 좋다. 엉덩이는 의자 뒤까지 붙여 앉은 다음 골반이 똑바로 세워지도록 하고, 흉곽을 골반 위에 일직선이 되도록 정렬한다. 날개뼈 뒤쪽 등이 신전되도록 가슴을 넓게 펴준다. 뒷목이 길어지도록 턱을 살짝 당겨 귀가 어깨 위에 정렬되도록 한다.

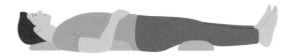

허리와 무릎 아래 쿠션이나 수건을 말아 넣는다.

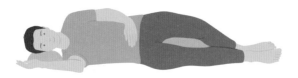

무릎 사이에 긴 쿠션을 끼운다.

눕는 자세는 어떨까?

허리가 아플 때는 이런 저런 방향으로 누워 봐도 불편하다. 눕는 자세는 척추만 바르게 유지
된다면 똑바로 눕든 옆으로 눕든 상관없다. 만약 갑자기 허리가 아파오기 시작했을 때라면
똑바로 누워 허리와 무릎 아래에 쿠션이나 수건을 말아 넣으면 허리 부담이 줄어 한결 편안
하다. 똑바로 누었을 때 너무 높은 베개를 사용하면 목부터 허리까지 펴지면서 허리 통증이
악화될 수 있으니 주의한다.

옆으로 누워 자는 경우라면 허리를 동그랗게 말지 말고 최대한 요추 전만을 유지한다고 생
각한다. 벽에 죽부인 같은 쿠션을 둔 후 등을 대고 옆으로 눕되, 무릎 사이에 긴 쿠션을 끼우
면 골반이 회전되지 않아 척추 중립을 지킬 수 있다.

허리가 아플 땐
누워 있는 게 최선일까?

가벼운 활동이 회복을 돕는다

현대인은 즐거움을 위해, 멋진 몸을 만들기 위해 또는 재활 목적 등 다양한 이유로 운동을 한다. 실제로 내 진료실을 찾는 환자 중 1/3 정도는 운동을 하다가 다쳐서 오는 경우다. 운동을 하다 뜻하지 않은 통증을 만나 옴짝달싹하지 못하게 되면 등록해 둔 피트니스 센터나 골프 레슨 등을 어떻게 해야 할지 머릿속이 깜깜해진다.

이렇게 다쳐서 병원에 오는 분들은 사실 종종 허리가 아프긴 했지만 참고 살아갈 정도라 처음부터 병원에 쉽게 오지 않는 경우가 많다. 그러다 물건을 들거나 청소기를 밀다가, 예상치 못한 상황에서 '뚝' 하고 허리가 끊어지는 통증과 함께 허리 안쪽에서 무언가 쏟아져 내리는 느낌이 들면 그제야 허리를 부여잡고 병원을 찾는다. 이런 경우 병원에서는 엑스레이나 MRI 같은 검사를 통해 디스크 주위 손상을 체크한 후 초기 염증 치료를 위해 주사 치료나 약물을 처방한다. 치료가 끝나고 진료실을 나설 때 환자들은 언제부터 운동해도 되는지 많이들 묻는다.

통증이 있다면 운동보다는 우선 충분히 회복하는 데 집중해야 한다. 요추 염좌나 파열 등 디스크 질환의 경우 통증이 어느 정도 회복되는 데에는 2~3주, 디스크 조직의 염증이 회복되는 데에는 6~8주가 걸린다. 단, 여기서 말하는 회복이란 가만히 누워 있으라는 의미가 아니다. 예전에는 허리가 아프면 2주 정도는 누워서 안정을 취할 것을 권유했다. 하지만 최근에는 침상 안정보다는 통증이 없는 범위에서 가볍게 일상생활을 하는 것을 권장한다. 오히려 누워있다 보면 허리 및 몸통 근육이 약해지면서 또 다른 문제를 야기하기 때문이다.

앞서 여러 번 설명한 허리에 안 좋은 자세-허리 굽히기, 허리 돌리기, 무거운 물건 들기 등-에 유의하면서 걷기나 상체 젖히기, 복식 호흡 같은 가벼운 움직임을 유지하는 것이 회복에 도움이 된다. 교통사고의 경우도 마찬가지다. 척추 인대 손상이나 골절로 불안정성이 생겨 움직이지 말라는 권유를 받은 것이 아니라면 누워있기만 해서는 안 된다. 가벼운 산책이나 스트레칭 등의 활동을 유지하는 것이 빠른 회복을 돕는다. 이런 가벼운 활동을 통해 통증을 가라앉힌 후에 적극적으로 허리를 강화할 수 있는 운동을 실시한다.

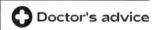

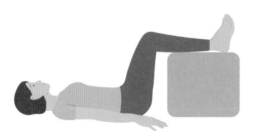

통증이 심할 때 도움이 되는 휴식 자세

허리가 너무 아플 때는 다리를 올리고 휴식을 취해보자. 쿠션이나 상자를 사용해 무릎이 90°가 되도록 올려 눕는 자세는 허리 주위 근육에 부담감을 줄여 통증 완화에 도움이 된다. 이는 척추부터 시작되어 골반, 고관절 쪽으로 내려가는 장요근이라는 근육을 이완할 수 있는 자세이다. 장요근이 긴장하면 장요근 주위의 신경들이 자극되어 허리, 골반 통증이 악화될 수 있기 때문에 이런 자세를 통해 급성 허리 통증을 완화할 수 있다.

허리에 좋은 운동을 찾기보다 하면 안 되는 동작을 피해라

대표 운동별 피해야 할 동작

허리가 아픈 사람들이 가장 흔하게 하는 행동이 폼롤러로 등과 허리 마사지를 하거나 허리를 굽히고 돌리는 스트레칭을 하는 것이다. 그런데 안타깝게도 이런 동작은 허리 디스크에 자극이 되는 동작들이다. 그렇기 때문에 갑자기 허리가 아픈 경우라면 허리를 굽혀서 회전하는 스트레칭이나 무거운 것을 드는 웨이트, 필라테스 동작을 해서는 안 된다. 특정 운동을 하지 말라는 뜻이 절대 아니다. 많은 사람이 허리가 아플 때 어떤 운동을 해야 하는지 묻지만, 어떤 하나의 운동이 허리 디스크 환자에게 좋은 경우는 없다. '허리에 좋은 운동'을 찾기보다는 '해서는 안 되는 동작'을 피하는 것이 도움이 된다.

간혹 이런 동작에 주의가 필요하다고 하면 강하게 반박하는 운동인들이 있는데, 이는 어디까지나 참고 사항일 뿐 개인의 상태에 따라 동작을 진행해야 한다. 어떤 동작을 했을 때 통증이 있다면 그 동작은 하지 않아야 한다. 또 한 가지 허리 통증 환자들에게 강조하고 싶은 것이 있다. '허리 운동=신전 운동'이라고 생각하는 분들이 많은데, 디스크 탈출증이 아닌 협착증이나 분리증 등인 경우는 신전 운동이 오히려 독이 될 수 있다. 사람마다 증상과 체형, 질환의 상태가 다르기 때문에 진료를 통해 본인의 상태를 반드시 먼저 확인한 후 어떤 동작을 통해 재활할지 정해야 한다.

필라테스

필라테스, 요가 동작 중에 싯업(sit up)이나 오블리크(oblique) 자세처럼 윗몸을 일으켜서 상체를 비트는 동작이나, 롤업(roll up) & 롤다운(roll down), 하프롤백(half roll back) 등 요추를 굴곡시켜 몸통을 아래로 말아서 눕고 일어서는 동작은 코어 근력이 약한 경우 요추 디스크에 압박력 및 전단력을 증가시켜 통증을 악화할 수 있으니 주의가 필요하다.

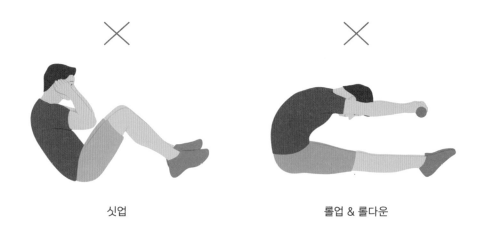

싯업   롤업 & 롤다운

또한 필라테스 동작 중에 허리를 땅에 붙이는 임프린트(imprint)라는 자세가 있는데, 이는 약간의 요추 굴곡 자세를 통해 골반의 후방 경사를 일으키는 동작이다. 예전에는 '골반 경사 운동'이라고 해서 허리 통증 환자들에게 추천되던 동작이지만 허리 디스크에 문제가 있거나 급성 통증이 있는 경우, 이 자세로 다리를 들고 내리는 동작을 하면 오히려 통증을 악화하고 디스크를 손상시킬 수 있기 때문에 하지 않는 것이 좋다.

반대로 허리 디스크 재활에서 가장 중요한 개념 중 하나가 요추의 안정화이다. 다리나 상체를 움직이는 동작을 하더라도 요추는 흔들리지 않게 고정을 할 수 있어야 한다는 뜻이다. 이를 위해서는 복부와 엉덩이 근력이 중요한데,

가장 흔하게 쉽게 할 수 있는 동작이 많이 알려진 브릿지(bridge)이다. 이밖에 척추의 전만을 유지하는 데 중요한 장요근을 키우면서 요추의 안정화를 훈련할 수 있는 동작인 토탭(toe tap)뿐만 아니라 스위밍 프렙(swimming prep), 스위밍(swimming) 동작도 대표적인 척추 신전 기립근 강화 운동으로 허리 건강에 도움이 된다.

요가

앉거나 서서 또는 양반다리에서 허리를 접어 다리에 붙이는 전굴 자세인 파스치모타나아사나(paschimottasana)와 웃타나아사나(uttanasana), 허리를 접어 뒤로 넘기는 쟁기 자세인 할라아사나(halasana) 등은 급성 요통이 있거나 최근 허리 디스크 탈출증이 있었던 사람이라면 피해야 한다. 앉아서 하는 고양이 자세(seated cat) 또한 주의가 필요하다.

요가는 요추 신전 운동의 경우 기립근을 강화해서 요추를 안정화하고 전만 자세를 유지하는 데 도움이 될 수 있다. 코브라 자세(cobra pose), 메뚜기 자세 (locust pose), 전사 자세(warrior pose), 다운독 자세(dog facing downward) 등이 여기에 해당한다.

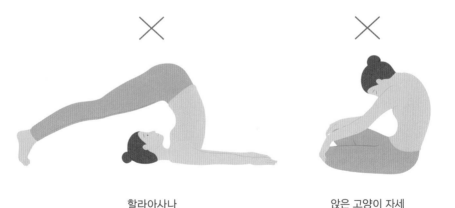

할라아사나   앉은 고양이 자세

웨이트 트레이닝

급성으로 허리가 아프다면 무게를 들어 올리는 웨이트 트레이닝은 안 하는 것이 좋다. 허리 디스크에 가장 자극이 되는 자세가 허리를 굽힌 채로 물건을 들어 올리는 자세이기 때문이다. 급성으로 허리가 아픈 경우가 아니더라도 예전에 심한 허리 통증을 경험했던 사람이라면 데드리프트(deadlift)나 스쿼트(squat) 같은 운동을 할 때 복부 코어의 힘을 유지한 채 척추 중립을 지키지 못한다면 허리가 굽혀지면서 오히려 허리를 망치게 되니 주의가 필요하다. 척추 중립을 지키기 위해서는 코어의 근력뿐만 아니라 고관절, 발목관절 등의 유연성도 뒷받침되어야 한다. 데드리프트나 스쿼트, 케틀벨과 같은 운동을 할 때는 복압을 잘 유지해 허리가 굽혀지지 않도록, 척추 중립을 유지할 수 있는 무게로만 운동한다. 특히 기구를 들고 내리는 준비 자세에서도 다치는 경우가 많으니 주의한다.

레그프레스(leg press)의 경우도 무릎을 굽혔을 때 허리가 굽혀지지 않도록 고관절 부위에서 다리가 접혀야 한다. 무릎을 펼 때도 허리의 반동을 이용하거나 복부를 굽히면서 무릎을 뻗는 것이 아니라 허리 커브를 유지하면서 엉덩이와 허벅지 근육의 힘으로 뻗는다.

자전거

실내 스피닝이나 로드 자전거는 상체와 허리를 굽혀 타는 경우가 많고 골반의 좌우 회전 움직임까지 동반해 허리 디스크에 자극이 되기 쉽다. 허리 통증이 있는 경우라면 허리를 펴고 고관절과 무릎 관절의 움직임으로 자전거를 타야 하므로 과도하게 허리가 굽혀지는 자세를 피하고, 너무 강도가 높거나 빠른 스피드로 타지 않는다.

등산

노년 생활의 여가 활동 중에 등산은 빠질 수 없는 종목이다. 등산 자체는 몸통, 허벅지 근육을 키우는 데 좋은 운동이지만, 등산을 하다가 허리, 무릎, 발목 등 여기저기 아팠던 기억이 많이들 있을 것이다. 허리 입장에서 생각해보면 경사진 산에 올라갈 때는 허리가 굽혀질 수밖에 없고, 내려올 때는 허리가 젖혀질 수밖에 없다. 특히 나이가 들면서 퇴행성 디스크나 협착증이 있는 경우라면 이런 등산은 허리 통증을 악화시킬 수 있다. 허리 질환이 있다면 너무 경사진 산보다는 둘레길이나 완만한 산을 타는 것이 좋다. 그리고 꼭 가볍게 피티 체조나 스쿼트, 다리 차기 같은 준비 운동을 통해서 근육 온도를 올린 다음 등산을 시작하는 것이 부상을 방지하는 데 도움이 된다.

수영

배영과 자유형은 권하지만, 접영과 평영은 추천하지 않는다. 수영을 잘하는 사람일수록 접영과 평영을 할 때 소위 물타기를 하면서 허리를 굽히고 펴는 동작이 수반되는데, 이때 허리 손상이 일어나면서 통증이 악화될 수 있다. 급성 허리 통증을 겪은 지 얼마 안 되는 사람이라면 물속에서 걷기 운동은 도움이 된다. 물의 부력이 허리에 주는 하중을 줄여 줄 수 있기 때문이다. 자유형도 숨을 쉬기 위해 몸통을 회전할 때마다 통증이 생긴다면 주의가 필요하다. 배영의 경우는 요추를 신전한 채로 운동을 유지할 수 있어 허리 통증에 도움이 되는 영법이라고 할 수 있다.

핵심은 코어 근육이다

코어 근육의 개념과 중요성

이런저런 동작이 다 위험하다면 도대체 어떤 운동을 해야 할까? 허리가 아프면 허리 힘을 키워야 한다고 들은 것 같기도 하고, 또 어디서는 허리가 좋아지려면 복부와 엉덩이의 힘이 좋아야 한다고 했던 것 같기도 하다. 이런저런 고민 끝에 가장 많이 선택하는 운동이 스쿼트, 런지, 윗몸 일으키기와 같은 전신 운동이다. 하지만 이런 운동을 시작했다가 오히려 허리가 더 아파져 병원에 오는 경우가 적지 않다.

42세 이정미 씨는 6개월 전 허리 디스크 파열로 수술을 받았다. 몇 개월 후 통증은 많이 좋아졌지만, 이대로 지내다간 또 디스크가 파열될지도 모른다는 걱정에 운동을 시작했다. 집 앞 헬스장에 가서 PT를 등록하고 허리 디스크가 있다고 이야기한 후 운동을 시작했다. 복부와 엉덩이 힘이 좋아져야 한다며 스쿼트, 런지, 데드리프트와 같은 기본 운동을 배웠다. 처음 한 달 정도는 근육도 좀 탄탄해진 느낌이고 몸도 가벼워져서 역시 운동만이 답이라고 생각했다. 점차 운동에 탄력이 붙으면서 기구를 사용한 스쿼트, 레그프레스 등을 하게 되었는데, 3~4회차 정도가 되자 운동 다음 날 일어나면 허리가 뻐근하고 엉덩이가

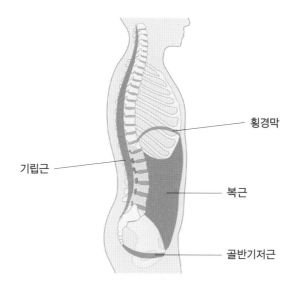

횡경막

기립근

복근

골반기저근

그림 13 코어 근육

코어 근육은 몸통을 원통처럼 감싸는 근육으로
횡경막, 복근, 기립근, 골반기저근으로 구성된다.

시린 느낌이 들었다. 그 후로 두어 번 더 지나자 일어나지 못할 정도로 다시 허리가 아파졌고, 결국 병원을 찾았다.

재활 운동이라고 시작했는데 이정미 씨의 허리는 왜 더 아파진 걸까? 이는 허리 재활을 하는 데 있어서 근육 생성 순서가 지켜지지 않았기 때문이다. 척추뼈 깊숙이 잡아주고 있는 근육을 키우는 작은 움직임 운동을 먼저 한 다음, 전신 운동으로 나가는 것이 원칙이다. 통증을 예방하는 근육도 따로 있다. 매체 등을 통해 '코어 근육'이라는 단어를 한 번 정도는 들어봤을 것이다.

코어 근육은 몸속 깊은 곳에 있으면서 몸통을 원통처럼 감싸고 있는 근육이다. 그림 13처럼 위로는 횡경막, 앞으로는 복근, 뒤로는 기립근, 아래로는 골반기저근으로 구성되며, 몸의 균형을 유지하고 견고하게 잡아주어 안정성을 만들어 준다.

코어 근육에 관한 유명한 실험이 있다. 복부 쪽의 코어 근육과 팔 근육에 근육의 움직임을 감지하는 근전도 기계를 붙인 다음 팔을 움직일 때 어느 근육이 먼저 움직이는지를 살펴봤다. 그러자 뜻밖에도 팔을 움직이려는 순간, 팔 근육보다 복부 근육에서 먼저 활성화 신호가 들어오는 것을 확인할 수 있었다. 이후 고관절(다리)과 복부를 대상으로 비슷한 실험을 했는데, 이때도 마찬가지로 복부 쪽 코어 근육에서 먼저 신호가 들어왔다. 이는 우리 몸의 어느 부분이 움직이더라도 체간의 안정성을 유지하기 위해 코어 근육이 먼저 활성화되어 보디가드 역할을 한다는 것을 의미한다.

같은 운동을 해도 유난히 균형을 잘 잡거나, 무거운 물건을 잘 들어 올리거나, 공을 멀리 던지는 사람들이 있다. 바로 이 코어 근육이 잘 발달한 사람이다. 팔다리를 움직이는 동작을 할 때 코어가 몸통을 잘 잡아주면 더 빠르고 큰 힘이 나기 마련이다. 반면, 일상생활에서 걸핏하면 다치거나 넘어지고, 자주 아픈 사람이 있다. 코어 근육을 얼마나 잘 관리했냐에 따라 이런 차이가 생긴다.

허리 디스크 질환으로 수술을 받은 사람 중에 기립근 운동을 한 그룹과 안 한 그룹의 재발률이 10배 이상 차이가 났다는 연구 결과가 있다. 또한 아래 요추부의 기립근 두께가 얇을수록 만성 요통과 상관관계가 있다는 보고도 있다. 이처럼 코어 근육은 우리 척추를 보호하면서 통증을 예방하는 데 아주 중요한 기능을 한다.

코어 근육을 키우는 것도
순서가 있다

소근육과 대근육

"원장님, 스쿼트가 좋다고 해서 꾸준히 하고 있는데 운동할 때 허리에 힘이 잘 안 들어가고 오히려 운동 후에 기립근 부위가 더 뻐근한 것 같아서 고민입니다. 제대로 하는 게 맞을까요?"

디스크 파열로 고생했다면 재활의 필요성을 누구보다 간절히 느끼기에 운동을 시작하면서 이런 어려움을 호소하는 경우가 많다.

앞서 코어 근육의 개념을 소개했다. 그런데 이 코어 근육도 위치, 길이에 따라 그 기능이 다르다. 크게는 자세를 잡아주는 소근육(local muscle)과 움직임을 만드는 대근육(global muscle)으로 나눌 수 있다. 예를 들어 네발기기 자세에서 한 팔만 앞으로 뻗는 동작을 생각해 보자. 한 팔을 들어 올리면서 몸통이 흔들리지 않게 지탱한다면 코어 근육이 잘 발달했다고 할 수 있다. 이때 척추가 회전 없이 자리를 유지할 수 있도록 척추 인근에 붙어서 지속적인 힘을 만들어 자세를 유지하고 안정화하는 근육이 있다. 이런 근육을 소근육이라고 부른다. 소근육은 주로 큰 움직임 없이 척추 관절을 단단하게 잡아주어 몸의 중심부에서 안정, 균형, 조절 등의 역할을 담당한다. 소근육은 겉에서 봤을 때 눈에 보이지는 않기 때문에 이두나 삼두, 엉덩이 근육처럼 운동을 하면서 직접적으로 수축을 눈으로 보거나 느끼기 어렵다. 쉽게 예를 들자면 감자탕을 먹을 때 등뼈 주위에 깊숙하게 붙어있는 살을 떠올리면 되는데, 바로 이 부위가 기립근 중에서도 심부(deep part)에 있는 다열근이라는 소근육에 해당한다. 이런 소근육은 수축 시에 관절을 돌리거나 굽히는 큰 움직임보다는 관절 자체를 단단하게 잡아주고 지탱하는 역할을 한다.

반면 대근육은 비교적 몸의 겉에 위치하면서 관절이나 척추를 직접적으로 움직이는 역할을 한다. 허리에서 등까지 길쭉하게 쫙 갈라져 있는 기립근인 장늑근, 최장근 등의 근육이 대근육에 해당한다. 척추 여러 칸에 걸쳐 길게 연결이 된 대근육이 수축하면 척추가 휘거나 돌아가는 움직임이 일어나게 된다.

이렇듯 우리가 움직임이나 힘을 만들어 내는 데는 두 가지 근육 모두가 중요한데, 안쪽의 소근육이 몸을 먼저 지탱해 주고, 그다음에 대근육이 움직임을 만들어 내는 것이 좋다. 그렇지 않으면 안정성이 떨어져 관절이나 주위 힘줄, 인대, 근육 같은 조직이 부상을 입기 쉽다. 실제로 요추 4~5번 사이 디스크 파열이 있었던 환자의 경우 그 부위 다열근, 즉 심부 기립근은 수축이 잘 일어나지 않는다. 그렇게 되면 허리를 굽히고 펴는 스쿼트, 데드리프트와 같은 동작을 하더라도 요추 4~5번 척추 분절이 안정화가 되지 않고 과한 움직임이 발생해 오히려 운동을 할수록 디스크 손상이 악화될 수 있다. 특히 무거운 무게를 들거나 속도를 빠르게 올리는 운동을 할 경우 더 위험하다. 오래 앉아 있거나 서있으면 허리가 뻐근하고 자주 아픈 경우에도 이런 소근육보다는 대근육이 활성화되어 쉽게 근육이 피로에 빠지고 근막 통증이 생기는 경우가 많다.

소근육을 훈련할 수 있는 운동은 크게 움직이는 동작보다는 자세를 유지하거나 작은 움직임을 동반하는 동작이다. 필라테스나 매트 운동이 이에 해당하는데, 예를 들어 엉덩이와 허리 전체를 들어 올리는 것이 아니라 팬티 라인에 해당하는 요추 4~5번 분절에서 기립근 부위를 단단하게 수축시키거나 앞뒤로 움직이거나 회전하는 식의 작은 동작이다. 이를 '분절 운동'이라고 한다. 보수나 폼롤러 같은 곳에 올라가서 흔들리지 않게 균형을 잡는 동작들도 도움이 된다. 이런 소근육이 몸통을 안정적으로 잡아 줄 수 있을 만큼의 근력이 되면 다음 단계로 넘어간다. 우리가 흔히 알고 있는 코어 운동인 스쿼트, 런지, 팔다리를 크게 돌리는 동작이 대부분 대근육 운동에 해당한다.

최종적으로는 소근육, 대근육 운동을 따로 하는 것이 아니라 두 근육을 동시에 같이 잘 쓸 수 있어야 한다. 소근육이 척추 한 칸 한 칸을 야무지게 잘 잡아준 상태에서 대근육을 사용해 척추를 신전시키거나 굴곡, 회전시키는 동작이 이루어져야 한다. 그런데 많은 경우 소근육 코어 힘이 충분하지 않은 상태로 크로스핏이나 웨이트 트레이닝같이 힘과 속도를 요하는 운동을 시작하기 때문에 다치거나 통증이 악화된다. 이는 마치 나사가 풀려버린 자전거로 전력 질주를 하면서 방지턱을 넘어가는 것과 같은 상황이다. 생각만 해도 아찔하지 않은가? 건강해지려고 운동을 했는데 오히려 더 아파지면 실망하고 운동을 포기하게 된다. 지금 하는 운동이 효과가 없다면 근육을 키우는 순서가 잘못된 것은 아닌지 살펴볼 필요가 있다.

다음에 나올 운동편에서는 이런 점들을 고려한 운동 방법을 소개한다. 3장에서는 허리 통증이 있을 때 따라 하기 좋은 가벼운 스트레칭 동작을 소개하고, 4장에서는 바른 자세를 만들기 위해 필요한 소근육 강화 운동을 소개한다. 이를 통해 바르게 호흡하고, 바르게 앉고, 바르게 걷고, 바르게 굽히는 방법을 익힐 수 있다. 소근육이 충분히 강화되고 바른 자세를 취할 수 있을 때 5장의 허리 강화 운동으로 넘어간다. 5장에서는 본격적으로 코어와 주변 근육을 강화할 수 있는 단계별 허리 재활 운동을 담았다.

디스크는 낫는 질환이 아니라
관리하는 질환이다

허리 통증 평생 관리법

허리 디스크 질환 환자에게 늘 강조하는 것이 있다. 한번 망가진 디스크 조직은 완전히 재생되지 않기 때문에 남아 있는 디스크가 더 자극되지 않도록 해야 한다는 점이다. 그러기 위해서 선행되어야 하는 조건이 있다. 바로, 바른 자세와 생활 습관이다.

우선 디스크에 제일 부담이 적은 체형을 만든다. 이를 위해서는 스트레칭을 통해 자주 단축되는 근육을 잘 이완하고, 코어 근육을 단련해 척추의 자연 허리 보호대를 만들어야 한다. 특히 요추는 한 부위당 3°씩만 회전이 허락되어 있기 때문에 손상을 막기 위해서는 몸통을 돌릴 때 허리가 아닌 고관절이나 흉추 부위에서 회전을 만들어 내야 한다. 이는 고관절과 흉추의 유연성이 중요하다는 의미이며, 실제로 요추부 질환 재활에서 빠질 수 없는 중요한 개념이다. 즉, 전략적 스트레칭과 코어 근육 운동, 관절 유연성 운동이 디스크 질환 재발 방지를 위한 조건이 된다.

운동을 꾸준히 했던 사람과 안 했던 사람은 재발 빈도와 통증 강도 자체가 다르다. 당장 효과가 없다고 그간 해온 노력이 헛된 것이 절대 아니다. 내 몸의 주체는 나이기 때문에 무엇이 허리 디스크에 안 좋은 영향을 주는지, 나쁜 자세와 습관을 숙지하고 생활 속에서 무의식적으로 실천될 수 있을 때까지 운동 학습(motor learning)을 통해 반복적인 훈련이 이루어져야 한다. 퇴행성 변화가 일어난 디스크를 다시 원래의 상태로는 되돌릴 수 없기 때문에 바른 자세를 통해 디스크의 노화나 손상을 더디게 하는 것이 최선의 관리이다. 그러기 위해 본인만의 스트레칭과 근력 운동 루틴을 만들어 주 2~3회 30분 정도의 운동을 유지하면서 평생 관리한다고 생각해야 한다. 동시에 앞서 소개한 허리 건강에 안 좋은 동작을 숙지하고 피하는 것이 중요하다.

종종 "선생님 저는 아프고 나서 1년 넘게 꾸준히 운동을 했는데 이번에 또 이렇게 아프니 난감하고 좌절하게 됩니다."라고 호소하는 환자들이 있다. 이런 경우 허리 디스크 질환은 감기와 같다고 설명한다. 컨디션이 안 좋거나 과한 활동으로 무리하면 디스크 부위의 자극, 염증이 생기게 될 수도 있고 이런 때는 약물이나 주사 치료를 통해서 염증 관리를 하면 된다. 정도에 따라 다르지만 보통 2~3주 정도의 약물 치료면 어느 정도 일상생활은 가능할 정도로 호전되는 편이다. 하지만 2달 가량 주사를 맞고 약을 먹었는데도 통증이 심해지거나 저린 부위가 넓어진다면 다시 MRI 등의 검사를 해볼 필요가 있다. 과거에 다친 부위가 아닌 위아래 인접 디스크의 손상이 있거나 디스크 파열 등 조직적 손상이 동반되었을 수도 있기 때문이다.

주사 치료의 경우 심한 급성 통증에는 대부분 스테로이드 약물을 사용하는데, 강력한 항염증 효과로 디스크 및 인접 신경 조직의 염증을 가라앉혀 통증을 감소시킨다. 보통 2주 이상 간격으로 3회 정도까지 실시하며, 스테로이드의 부작용 가능성 때문에 일 년에 4~5회까지로 제한한다. 스테로이드 주사는 골대사 문제, 호르몬 교란, 문페이스(얼굴의 심한 부종), 백내장 등 부작용이 있을 수 있지만 급성 통증이나 염증 상태일 때, 특히 디스크 파열에 따른 극심한 통증이 있을 때는 통증 감소에 도움이 된다. 찢어진 부위에서 흘러나온 수핵이 만든 화학적 염증 폭풍이 시작되는 것을 막아주기 때문이다. 단, 너무 자주 병원을 바꿔 치료를 받는 경우 약물의 사용량과 빈도를 잘 몰라 과잉 사용될 수도 있으니 주의가 필요하다.

주사를 맞고 4~6주까지도 통증이 지속될 수 있기 때문에 급성 통증이나 염증의 경우 소염 진통제를 처방한다. 디스크와 주위 신경 조직의 염증을 치료하기 위함인데, 간혹 진통제가 몸에 나쁘다고 생각해 먹지 않고 버티는 환자들이 있다. 하지만 이 시기에는 주치의의 처방에 따라 소염 진통제를 꾸준히 복용하는 것이 도움이 된다. 물론 일상생활이 가능할 만큼 통증이 줄어든 상태라면 당연히 약을 중단해도 무방하다. 반대로 통증이 심하지 않음에도 불구하고 통증 재발이 무서워 소염 진통제를 장기 복용하는 경우가 있는데, 이런 경우 위장관 출혈 및 심장 질환, 뇌졸중 등의 부작용 위험이 있기 때문에 급성 통증이 있는 경우에만 복용하도록 한다. 급성 통증이 아닌 만성 통증이나 가끔 허리가 아픈 경우라면 아세트아미노펜(타이레놀)과 같은 진통제를 복용하는 것을 추천한다. 진통제는 소염 기능 없이 진통 기능만 하는 약물로 아세트아미노펜, 트라마돌과 같은 약제들이 여기에 해당한다.

통증 완화에
도움이 되는 음식

염증을 줄이는 식이

"원장님 제 허리에 염증이 있나요? 엑스레이에 보이나요?"

많은 환자들이 일단 아프면 염증이 있는지를 걱정한다. 우리가 흔히 접하는 척추관 협착증, 후관절증후군, 추간판 탈출증과 같은 질환으로 인한 통증은 모두 염증의 결과라고 생각하면 된다. 통증의 발생 기전에 작용하는 것이 결국 염증 물질이고, 우리가 보통 처방받는 소염 진통제의 원리가 이 염증을 억제하여 통증을 완화하는 것이다. 과음하거나 몸살이 나거나 컨디션이 안 좋아지면 예전에 아프던 목, 허리 통증이 재발하는 경험을 한 적이 있을 것이다. 이처럼 염증과 통증은 분리해 생각할 수 없는 관계이기에 매일 먹는 음식부터 신경 써서 챙겨 보는 것이 좋겠다. 실제로 가장 좋은 약은 밥상에 있다고 하지 않던가.

염증을 악화하는 음식

동물성 단백질 단백질은 손상된 뼈와 조직을 회복하는 데 필수적인 영양분이다. 하지만 소고기, 돼지고기와 같은 동물성 단백질은 포화지방이 많고 체내 염증 수치를 높일 수 있다. 보양식이라고 고기를 너무 자주, 많이 챙겨 먹으면 오히려 통증이 악화될 수도 있으니 주의한다.

질산염, 아질산염　주로 베이컨, 소시지, 햄과 같은 가공육의 방부제로 사용되며, 실제로 소화 중 위산과 섞이면 발암물질을 만들어 낸다.

인산염　인산 및 인산나트륨 같은 첨가제는 탄산음료, 유제품, 패스트푸드 등 가공식품에 많다. 인산염 자체는 뼈 건강 유지에 필수적인 영양소로 칼슘과 인을 엇비슷한 수준으로 섭취해야 뼈 건강에 도움이 된다. 하지만 칼슘 섭취가 부족한 상태에서 인산염 섭취가 과다하면 뼈를 약하게 만든다.

액상 과당, 농축 과당　꿀, 과일 및 야채에 들어있는 천연 설탕인 과당은 과잉 섭취하지 않으면 건강에 해롭지 않다. 하지만 인공 감미료인 농축 과당은 가공 음식, 탄산음료, 샐러드 드레싱 등에 포함되어 있으며 체내에서 염증 물질인 사이토카인 분비를 촉진한다.

설탕, 정제 탄수화물　사탕, 초콜릿, 탄산음료, 쿠키, 빵 외에도 도정한 백미, 흰 밀가루 가공품, 시리얼 등은 염증을 유발해 암, 심장 질환, 당뇨 등 질환을 일으킨다.

포화지방, 트랜스지방　마가린, 패스트푸드, 튀김류, 베이커리류 등에 들어 있으며 염증 반응을 항진시켜 암과 심혈관 질환 위험도를 높이고, LDL 콜레스테롤을 증가시킨다.

염증에 도움이 되는 음식

식물성 단백질　두부, 퀴노아, 콩, 아스파라거스, 시금치, 브로콜리, 양상추 등에 함유되어 있다. 항산화물질, 비타민, 미네랄 등이 풍부하며, 연구에 따르면 동물성 단백질에 비해 근육 형성 효과가 떨어지지 않는다고 보고되었다. 동물성 단백질의 염증 유발 및 고지혈증 악화의 위험성을 고려한다면 식물성 단백질을 섭취하는 것을 추천한다.

오메가3　고등어, 참치, 연어 같은 생선과 해조류에 많으며, 호두, 들기름, 아마씨유 같은 식물성 기름에도 풍부하다. 콜라겐 합성에 도움을 주어 손상 회복을 돕고, 항염증 효과로 디스크나 연골 손상을 예방할 수 있다.

칼슘 우유, 저지방 요거트, 치즈, 견과류, 두부, 달걀, 케일과 같은 짙은 녹색 채소에 많다. 골밀도를 유지하고 근력을 키우는 데 도움이 된다.

비타민D 고등어, 연어, 참치, 송어, 장어 등 지방이 풍부한 생선류와 버섯, 달걀노른자, 아몬드에 많다. 면역력 강화 및 칼슘의 흡수를 도와 뼈를 튼튼하게 만든다.

마그네슘 콩, 생선, 씨앗, 견과류, 요거트, 아보카도, 바나나 등에 함유되어 있다. 뼈 구조를 유지하고 근육의 긴장도를 줄이며, 우리 몸의 300개 이상의 반응에 관여한다. 부족한 경우 뼈에서 마그네슘이 빠져나오게 되므로 적정량을 잘 섭취해야 한다.

비타민C 오렌지, 키위, 딸기, 브로콜리, 케일, 시금치, 고구마, 토마토 등에 풍부하며, 항산화, 항염증 효과가 뛰어나다. 또한 콜라겐 형성에 중요한 역할을 하는데 이는 뼈, 근육, 힘줄, 인대 조직을 만들고 유지하는 데 중요하다.

안토시아닌 타트체리, 블루베리, 라즈베리, 가지, 레드비트 등에 함유되어 있다. 안토시아닌은 비타민C에 비해 활성산소 제거 능력이 2.5배 높으며 항염, 항암 효과가 뛰어나다.

브로멜린 파인애플에 함유되어 있다. 부종 감소 및 항염증 작용, 근육통 감소에 효과가 있다.

커큐민 카레에 많이 들어있는 강황 속 커큐민은 염증 매개 인자를 차단하는 효과가 있어 항염증 효과가 뛰어나다.

케르세틴 양파에 들어있는 케르세틴 성분이 만성 염증을 예방하고, 혈관 내부에 콜레스테롤이 쌓이지 않도록 예방한다.

글루코사민 게, 새우 등의 갑각류 껍데기, 장어, 마른 새우 등에 함유되어 있다. 연골, 관절액, 힘줄, 인대의 손상 회복을 돕고 유지한다.

황 마늘, 양파, 브로콜리, 양상추와 같은 음식에 함유되어 있다. 항염증 효과가 있고, 단백질 및 콜라겐 합성을 촉진해 뼈, 힘줄, 인대, 연골 등의 결합 조직을 강화한다.

스트레칭 백날 해도
통증은 나아지지 않는다

일상에서의 허리 건강 지키기

◆ 신전운동에 대한 관심이 커지면서 허리를 굽히면 큰일 나는 것처럼 생각하는 사람이 많다. 디스크는 과하게 사용하고 많이 움직일수록 빨리 닳지만, 반대로 움직임이 너무 적은 경우에도 디스크의 변화가 촉진된다. 적당한 압력이 디스크에 전해질 때 디스크 건강을 유지할 수 있다. 허리를 굽히지 않는 것이 아니라 바른 동작으로 굽히는 것이 중요하다.

◆ 허리 건강을 지키기 위해서는 무엇을 하려고 하지 말고 안 좋은 것을 안 하는 것이 더 중요하다. 일주일에 한두 번 하는 운동보다 일상에서 하루에도 몇 번씩 반복하는 동작이 허리에 더 중요한 영향을 미치기 때문이다.

◆ 아침에 일어날 때 벌떡 일어나는 동작, 머리를 감거나 신발을 신을 때 허리를 굽히는 동작, 대중교통에서 웅크리고 스마트폰을 보는 동작, 앉을 때 다리를 꼬는 습관과 양반다리, 엉덩이를 쭉 빼고 앉는 동작은 피한다.

◆ 허리에 절대적으로 좋은 운동은 없다. 허리에 좋은 운동을 찾기보다는 어떤 운동을 하든 하면 안 되는 동작을 피하는 데 중점을 둔다.

◆ 예전에는 허리가 아프면 2주 정도 누워서 안정을 취할 것을 권유했다. 그러나 오래 누워있다 보면 허리 및 몸통 근육이 약해지면서 또 다른 문제를 야기하고 오히려 회복이 늦어질 수 있으므로 요즘은 침상 안정보다 통증이 없는 범위에서 가벼운 산책 등 일상생활을 하는 것을 권한다.

근력 운동의 필요성

◆ 흔히 허리 통증을 완화하는 스트레칭, 마사지로 알려진 동작은 척추의 커브를 망가뜨리는 긴장된 근육을 풀어주는 역할을 한다. 그러나 반대편의 늘어지고 약해진 부위를 강하게 만들어주지 않은 채 긴장된 부분을 풀어주는 것은 어디까지나 임시방편이며, 계속해서 처음 상태로 돌아갈 수밖에 없다.

◆ 몸의 긴장된 부분을 풀어내는 스트레칭과 늘어진 부분을 강화하는 근력 운동이 함께 동반되어야 통증을 완화하고 그 원인을 바로잡을 수 있다.

운동 순서의 중요성

◆ 이미 내 몸이 편한 자세대로 근육이 부분부분 굳어버렸기 때문에 하루아침에 바른 자세를 만들기는 어렵다. 짧아진 근육을 늘리고 늘어난 근육을 짱짱하게 만드는 근력 운동을 통해 바른 자세 근육을 먼저 만들어야 한다.

◆ 허리 재활에는 코어 근육 강화가 필수적이다. 코어 근육은 몸속 깊은 곳에 있으면서 몸통을 원통처럼 감싸고 있는 근육으로, 척추를 보호하고 통증을 예방하는 중요한 기능을 한다.

◆ 코어 근육은 자세를 잡아주는 소근육과 움직임을 만드는 대근육으로 나뉘며, 몸 안쪽의 소근육이 몸을 먼저 지탱해주고 그 다음에 대근육이 움직임을 만들어 내는 것이 좋다. 그렇지 않으면 안정성이 떨어져 부상을 입기 쉽다. 그러므로 먼저 소근육을 강화할 수 있는 운동을 한 후 대근육 운동으로 넘어간다.

허리 통증 평생 관리법

◆ 허리 건강을 위해서는 스트레칭을 통해 자주 단축되는 근육을 이완하고, 코어 근육을 단련해 척추의 자연 허리 보호대를 만들어야 한다. 또한 고관절과 흉추의 유연성을 키워 몸통을 돌릴 때 고관절과 흉추에서 회전이 일어나도록 해야 한다.

◆ 재활 운동과 더불어 나쁜 자세와 습관을 숙지하고 생활 속에서 무의식적으로 바른 자세를 실천할 수 있을 때까지 훈련한다.

◆ 통증과 염증은 분리해 생각할 수 없는 관계이다. 염증을 줄이는 식생활은 통증 완화에 도움이 된다.

◆ 컨디션이 안 좋거나 과한 활동으로 무리해 디스크의 자극이나 염증이 생긴 경우는 약물 치료를 통해 호전될 수 있다. 2달 가량 치료를 했음에도 상태가 호전되지 않는다면 MRI 등의 검사가 필요하다.

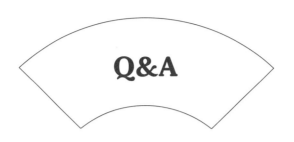

Q&A

재활의학과 진료실에서
가장 많이 하는 질문 BEST

주사 맞으면 디스크가 낫는 건가요?

허리 통증이 심해서 주사 치료를 받는 경우, 환자분들이 헷갈려 하는 부분이 있다. 주사를 맞으면 터져서 흘러나온 디스크가 줄어들거나 찢어진 디스크가 붙는 것인지 혹은 디스크의 좁아진 공간이 다시 넓어지는지 하는 것들이다. 일반적으로 급성 통증 시에 맞는 신경차단술 주사는 스테로이드를 신경 주위나 경막외 공간에 뿌려 강력한 항염 작용을 통해 신경 염증과 부종을 줄여주는 역할을 한다. 그리고 물을 뿌려 불을 끄듯 거기서 발생하는 화학적 염증 연쇄 반응을 멈추는 역할도 한다. 이런 과정을 통해 통증이 완화되는 것이다. 이 주사를 맞았다고 앞에서 말한 것처럼 디스크가 다시 싱싱한 상태로 돌아가거나 높이가 높아지지는 않는다. 주사 이후에 통증이 줄었다면 바른 자세와 운동으로 다시 재발하지 않도록 잘 관리하는 것이 중요하다.

이 주사는 약효가 얼마나 가나요?

"아니, 몇 년 전에 주사 맞고 나서 3년은 안 아프고 지냈는데, 왜 이번에는 주사 맞고 한 달 만에 아픈 건가요?"

진료실에서 흔히 듣는 불만이다. 신경 주사의 효과 정도와 기간은 환자의 허리 상태와 신체 활동 정도에 따라 다를 수밖에 없다. 디스크가 다 닳아 신경이 나오는 공간이 매우 좁아져 협착이 심한 사람과 이제 처음으로 디스크가 찢어진 사람에게 같은 주사 약물이 들어가면 당연히 그 결과가 다를 수밖에 없다. 보통은 증상이 심할수록, 그리고 만성 통증일수록 주사의 효과가 덜하다. 대개는 2~3개월 정도의 효과 유지 기간을 가지는데, 주사를 여러 번 맞을 수록 효과가 떨어진다. 아플 때마다 당장의 괴로움을 덜고자 스테로이드 주사를 놔 달라고 조르는 환자 분들도 있는데, 스테로이드 주사는 1년에 4~5회 이내로 제한하는 것이 좋다. 장기적으로는 인대, 힘줄을 약하게 만들기도 하고, 특히 당뇨가 있는 분들이라면 수술할 때 혈당 조절이 잘 안되어 고생할 수도 있다. 이 이상으로 주사를 맞아야 견딜 수 있는 정도라면 수술이나 시술을 고려하는 것을 추천한다. 지속적으로 반복되는 통증이 있다면 생활 습관이나 운동 부족 혹은 잘못된 운동 자세 등을 점검해보는 것이 중요하다.

프롤로 주사? DNA 주사? 주사마다 효과가 다른가요?

"전 병원에서는 프롤로 주사라고 맞았는데 맞자마자 싹 낫던데요? 여기 프롤로 주사는 왜 맞아도 아픈가요?"

이런 말을 들으면 환자분이 주사 이름을 잘못 기억했거나 정말 포도당 주사가 아닐까 생각한다. 어르신들이 이름을 헷갈려 프로포폴 주사라고 말하기도 하는 프롤로 주사는 고농도의 포도당을 인대나 힘줄 부위에 주사해 일부러 염증을 만들고 다시 몸의 재생 과정을 유도해 통증을 치료하는 과정이다. 상처를 내고 더 잘 아물게 해서 치료하는 과정이니 며칠에서 몇 주는 더 아픈 것이 당연하다. 그렇다면 더 아프게 만드는 이 프롤로 주사는 언제 맞는 것일까? 디스크가 터지거나 무릎에 물이 차고 붓는 급성 통증에는 프롤로 주사가 아닌 급성 염증을 줄이는 스테로이드와 같은 소염 주사가 처방된다. 하지만 오랜 시간 과사용, 부상으로 인해 퇴행성 변화가 일어난 척추, 관절 부위에는 프롤로 주사가 도움이 된다. 퇴행성 관절염이나 목, 허리 디스크, 척추관 협착증, 테니스 엘보 등이 여기에 해당한다.

또한 DNA 주사라고 하여 PDRN이라는 연어 정소에서 추출한 재생 성분을 주사하는 치료도 있는데, 이 약물은 워낙에 피부과 쪽에서 욕창이나 여드름 흉터 같은 상처 치료로 유명했다. 근골격계 질환 쪽에서도 요즘은 재생 효과를 기대하고 널리 쓰이고 있다. 이처럼 많은 주사 치료가 있지만, 급성 통증일 때는 이런 재생 치료보다는 소염 작용을 하는 신경차단술이나 관절 주사들이 주로 사용되고, 만성 통증인 경우 주사액의 종류는 다르더라도 프롤로 치료 등이 고려될 수 있다.

허리 치료를 받고 나면 언제부터 운동해도 될까요?

급성으로 염증이 있고 허리가 불안정한 상태라면, 처음 48시간 동안은 굳이 운동하기보다 누워서 잘 쉬는 것을 추천한다. 앉아있는 것보다는 누워 있는 자세가 허리 디스크에는 부담이 덜 간다. 하지만 이보다 더 길게 누워서 지내면 오히려 해로울 수 있다. 또한 이 시기에는 돌리고 꺾는 스트레칭을 하면 통증이 더욱 악화되며, 가볍게 걷기를 하거나 허리를 뒤로 젖히는 신전 동작 정도가 적당하다. 그러나 이런 자세가 통증을 만든다면 이 또한 통증이 없는 범위까지만 하는 것이 좋다. 엎드린 자세에서 팔꿈치로 바닥을 지탱하면서 몸통을 젖히거나 조금 더 호전되면 팔을 펴서 상체를 들어 올리는 동작을 할 수도 있다. 주사나 약물 치료를 하면서 날카로운 통증이 가라앉는다면 그때부터는 뒤에서 소개하는 요추부 안정화 같은 코어 운동을 시작하면서 차차 유연성, 근력 회복 운동을 시작한다. 딱 2주부터 혹은 한 달부터 운동하라는 통일된 지침은 있을 수가 없다. 개인의 통증 정도와 척추 체력 정도에 따라 달라지기 때문이다.

허리 보호대를 계속 사용해도 될까요?

진료를 보다 보면 허리 보호대를 몇 년씩 사용하는 할머니를 만난다. "아이고, 어르신 복대를 자꾸 사용하면 허리 힘이 약해져서 큰일 나요." 이렇게 말씀드리면 이걸 안 차면 허리가 펴지지도 않는다고 하소연하신다. 허리 보호대는 몸통의 복압을 올리고 코어 근육의 긴장도를 높여 허리를 펴주고 통증을 줄여주는 효과가 있다. 하지만 이런 효과가 허리 치료가 되는 것이라고 착각하고 오래 착용하는 경우가 있는데, 수술이나 불안정증과 같이 의사의 처방이 있는 경우가 아니라면 단순 통증으로 2주 이상 착용하면 안 된다. 너무 오래 이런 보호대를 착용하면 내 몸 자체의 근육 힘이 떨어져 오히려 디스크나 척추관 등의 퇴행성 변화를 촉진해 상태가 나빠질 수 있다.

허리 받침이나 방석, 의자 같은 허리 보조 용구는 도움이 될까요?

한때 삼성역, 광화문과 같은 오피스 밀집 지역 지하철역에서 유행처럼 허리를 받쳐주는 보조 의자를 가지고 다니는 분들이 보였다. 사무실에서 공동 구매를 했다고 말하는 환자도 많고, 진료실에 오는 보호자 중에 아이 자세에 도움이 될지 묻는 분들도 참 많았다. 의자에 앉는 바른 자세는 엉덩이를 의자 뒤까지 붙이고 골반을 수직으로 세워서 요추의 자연스런 전만이 유지되고 가슴은 잘 편 상태이다. 똑바로 앉는 게 이렇게 복잡할 일인가 싶겠지만, 그만큼 바른 자세라는 것이 쉽게 만들어지는 것이 아니라 관절의 유연성과 근력을 필요로 한다. 최근에 나와 있는 이런 자세 보조 기구들은 요추의 전만 커브를 지지하는 역할을 하는 것인데, 사실 의자의 커브대로 엉덩이를 끝까지 잘 붙이고 허리를 세워 앉아야 효과가 있다. 그런데 의자에 대충 앉아서 등만 세우는 자세로 사용한다면 의자 자체에도 등받이가 있는데 굳이 필요할까 의문이 들기도 한다. 물론 도움을 받을 수 있는 사람도 있겠지만, 운동이 수반되지 않는다면 기구만으로 바른 자세를 유지하는 것은 불가능하다고 생각한다.

어떤 의자를 쓰는 것이 좋은가요?

좋은 의자란 앉아있을 때 척추의 자연스러운 커브를 잘 지지해 줄 수 있는 의자이다. 그러기 위해서는 본인 신체 사이즈에 맞는 의자를 고르는 것이 가장 중요하다. 의자의 높이는 무릎을 자연스럽게 굽혔을 때 발이 땅에 닿을 정도가 되어야 하며, 높다면 발판을 사용하는 것이 좋다. 의자 쿠션의 길이가 본인의 엉덩이 끝에서 무릎까지의 길이(대퇴골의 길이)보다 4~5cm 정도 짧은 것이 좋고, 요추 부위는 전만이 유지될 수 있도록 뒤에서 볼록하게 받쳐주는 지지 커브가 있어야 한다. 또한 쿠션이 너무 푹신하면 골반이 후방 경사가 일어나면서 허리가 구부러지게 되므로 침대의 메모리폼처럼 엉덩이만 살짝 아래로 들어가는 정도의 푹신한 정도가 좋다.

바닥에서 자는 것은 안 좋을까요?

"허리가 아픈데 돌침대를 쓰는 건 어떨까요?" 어르신들이 자주 하는 질문이다. 뜨끈한 바닥에 허리를 지지면 한결 편해지는 거 같은데, 돌침대가 도움이 되지 않을까 생각하는 것이다. 뜨끈한 것까지는 좋다. 그런데 바닥이나 돌침대를 사용하는 경우 똑바로 누웠을 때 요추의 전만이 유지되지 않고 척추 커브에 변화를 주어 허리 통증이 더 악화될 수 있다. 옆으

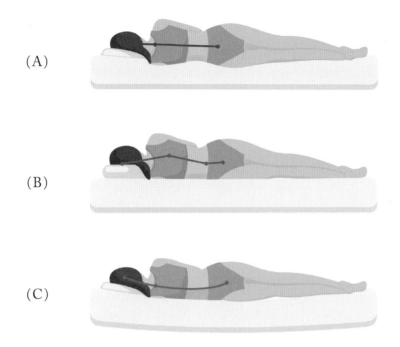

(A)

(B)

(C)

로 눕는 경우에도 너무 딱딱하거나(B) 푹신한 바닥(C)은 척추를 일자로 유지하지 못하고 바닥 쿠션에 따라 적추를 휘게 만들어 놓지 않다. 사는 동안에도 전체 척추의 고유한 커브가 그대로 유지되어야 한다. 그래서 옆으로 자는 경우에 다리 사이에 쿠션을 넣기도 하고, 너무 딱딱하지도 않고 푹신하지도 않은 매트리스를 선택하라고 설명하는 것이다. 그림의 (A)처럼 누운 자세에서도 신체의 볼록한 면들이 그대로 매트리스에 담겨서 원래의 커브가 유지되는 것이 좋다.

아플 때 온찜질? 냉찜질? 파스 붙여도 되나요?

환자 3명 중 1명은 묻는 단골 질문이 '온찜질을 할까요? 냉찜짐을 할까요?'이다. 넘어지거나 운동을 하다가 다친 경우에는 조직이 손상되어 급성 염증 반응이 일어나고 있는 상황이기 때문에 냉찜질이 좋다. 다친 후 48시간 정도까지는 냉찜질을 해주면 조직 온도를 낮추고 부종을 줄일 뿐만 아니라 혈관 수축을 일으켜 출혈이나 염증을 줄일 수 있다. 이때 주의할 점은 얼음팩을 직접 피부에 대거나 깔고 누우면 동상 위험이 있으니 천으로 싸서 올려야 하며, 10~15분 정도 유지하면서 1~2시간 간격으로 자주 해주는 것이다. 온찜질은 근육을 이완하고 혈관 확장을 일으켜 조직에 산소와 영양분을 공급해서 통증을 완화한다. 만성적으로 통증이 있거나 급성 통증이 어느 정도 가라앉은 후에 하는 것이 좋다. 예를 들어 만성 허리 통증, 오십견 등에는 온찜질이 도움이 된다. 온찜질은 관절 가동성을 늘리는 데도 도움이 되므로 온찜질 후 스트레칭을 하면 훨씬 좋다.

통증을 완화하고
허리를 강화하는
3-STEP 운동

운동 효과 두 배 되는 호흡법

허리가 아프면 제일 먼저 배워야 할 코어 호흡법

잘못된 호흡법은 체형을 망가뜨리고 근육을 변형시켜 통증을 야기한다. 평소 목과 어깨가 아프고, 오래 앉아있으면 허리가 뻐근한 사람의 경우 복근과 흉곽을 사용한 코어 호흡법보다는 상부 어깨, 목 근육을 사용해서 호흡하는 경우가 많다. 대부분의 사람에게 호흡을 크게 해보라고 해도 마찬가지다. 보통 가슴이나 어깨를 들썩거리면서 숨을 마시고 내쉰다. 숨 쉴 때 들썩이는 어깨나 가슴, 목 근육은 우리가 진짜 호흡할 때 사용하는 근육이 아닌 '액세서리 호흡 근육'이라고 부르는 부위인데, 이 부위를 과다하게 사용해 호흡할 경우 호흡이 짧고 얕게 되어 쉽게 피로해지고 경직되면서 유연성도 떨어진다. 이에 목, 허리 통증은 물론 두통, 불안, 호흡 곤란과 같은 증상에 자주 시달리게 된다.

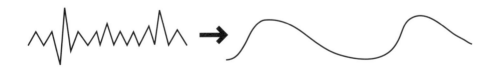

그림 14 사용 근육에 따른 호흡 패턴 변화
어깨, 목, 가슴 근육을 사용한 호흡이 빠르고 얕고 균일하지 못 한 것에 비해(왼쪽)
코어 근육을 사용하는 호흡 패턴은 느리고 깊고 균일하다(오른쪽).

진료실을 찾아오는 환자 중 움직이지 못할 정도로 허리 통증이 심한 경우라도 꼭 알려드리는 것이 바로 코어 호흡법이다. 통증을 줄이고 운동 효과를 높이는 코어 호흡법을 알아보기에 앞서 우선 호흡의 원리에 대해서 간단하게 살펴보자.

호흡에 가장 중요한 근육은 횡격막 혹은 가로막이라고 부르는, 폐 아래 그리고 위장관 장기 사이 경계에 돔 천장 모양으로 존재하는 근육이다.

숨을 마시면 횡격막이 아래로 내려가고 흉곽 내부 공간이 넓어지면서 바깥에서 공기가 들어오는데, 그러려면 갈비뼈가 옆으로 우산처럼 펴져야 한다. 양동이 손잡이가 벌어지는 모양으로 묘사하기도 한다. 이때 갈비뼈 사이 근육들이 수축하면서 갈비뼈를 이동시켜 벌어지게 만든다. 그런데 달리기를 막 마친 경우처럼 호흡량이 많아지는 경우에는 액세서리 근육이라고 하는 사각근, 흉쇄유돌근, 소흉근과 같은 보조 근육들이 사용되어 어깨를 들썩거리며 호흡하게 된다. 이 근육이 어깨, 목 통증의 주범이 되는 것으로, 평상시 호흡에 이 근육을 자주 사용하거나 긴장 상태에 있는 사람들은 통증을 피할 수 없게 된다. 게다가

마시는 호흡   내쉬는 호흡

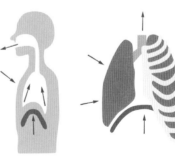

횡격막이 아래로 내려오고 흉곽과
복부가 팽창한다.

횡경막이 제자리로 올라가고
흉곽과 복부가 납작해진다.

그림 15 호흡의 원리

이쪽 부위로는 교감신경계와 큰 혈관들이 지나가다 보니 앞서 말한 불안, 공황 장애, 두통, 집중력 저하 등의 증상이 발생하기도 한다.

숨을 내쉴 때는 반대로 횡격막이 위로 올라가고 갈비뼈와 흉곽은 줄어들면서 공기가 폐에서 몸 바깥으로 나가게 된다. 흉곽이 유연하고 근력이 좋은 사람은 폐의 말단 기관인 폐포 끝까지 공기가 잘 들어오고 내보낼 수 있게 되는데, 그러기 위해서는 특히 복부 코어와 갈비뼈 사이 근육의 힘이 좋아야 한다.

코어 호흡법이란 들숨에 흉곽 옆쪽이 넓어지도록 갈비뼈 사이를 팽창하고, 날숨에는 배꼽을 등 쪽으로 당기면서 복부를 납작하게 만들고 동시에 흉곽이 좁아지도록 갈비뼈를 모아주는 방법이다. 흔히 알고 있는 필라테스 호흡법이나 흉곽 호흡법과 같은 방법으로, 흉곽을 움직이고 복부를 납작하게 만들기 위해 코어 근육이 사용되기 때문에 코어 호흡법이라고 한다.

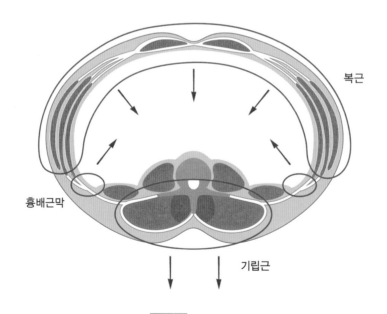

그림 16 복부 단면
호흡 시 복근과 흉배근막을 수축해 복압을 올리면
기립근이 단단하게 같이 수축하면서 자연스럽게 허리 보호대가 만들어진다.

그림 16의 복부의 단면을 보면 척추 앞쪽은 복근들이 동그랗게 몸통을 싸고 있고, 그 뒤로 흉배근막을 통해 기립근과 연결되어 있다. 그러므로 배꼽을 당기면서 복근을 수축하면 마치 허리 보호대처럼 허리를 감싸면서 복압이 높아지는 효과가 생긴다. 허리 보호대를 착용했을 때 허리 통증이 감소하는 원리 중 하나도 이처럼 복근의 긴장도와 복압을 높이는 효과이다. 게다가 복근이 수축하면 뒤쪽 기립근이 살짝 뒤로 밀리면서 단단해져 허리를 더욱 강하게 잡아줄 수 있다.

최근에 발표된 국내 연구에서도 걷기 운동만 한 그룹과 코어 호흡을 하면서 걷기 운동을 한 그룹을 비교했을 때, 호흡을 병행한 그룹이 통증 감소 효과가 더 크다는 것이 밝혀졌다. 이처럼 코어 호흡은 모든 운동의 기초이자 재활의 가장 중요한 시작이다. 코어 호흡을 통해 체간을 안정적으로 고정시킬 수 있어야 다른 동적인 운동을 하면서도 부상을 줄일 수 있다. 허리가 아프다고 누워만 있거나 움직이는 것을 두려워할 것이 아니라 이러한 코어 호흡을 시작으로 단계적으로 운동을 해 나간다면 충분히 재활에 성공할 수 있으니 차근차근 따라 해보자.

3장.

급성 통증 잡기
통증 타입별 스트레칭

자고 일어났더니 갑자기 허리가 아팠던 경험이나 운동 등 다른 신체 활동을 한 후 갑자기 허리가 뻐근해져 며칠간 고생한 경험이 있을 것이다. 그럴 때 상비약을 먹거나 찜질을 하는 등 나름의 응급조치로 통증을 가라앉히기도 한다. 물론 움직이기 힘들 정도로 심한 통증이라면 병원에 가야하겠지만, 일상에서 흔히 겪는 일시적 통증의 경우 어떤 때 통증이 심해지는지, 어떤 원인으로 통증이 나타나는지 살펴보고 그에 맞는 적절한 운동을 하면 통증이 완화될 수 있다.

디스크 탈출증, 협착증, 힘줄염 등은 엑스레이나 MRI 같은 해부학적 구조물을 보는 검사를 통해 발견되며, 검사 결과는 시술이나 주사 등 치료를 결정할 때 기준이 된다. 하지만 치료적 목적으로 운동 처방을 할 때는 이런 시각적 자료가 아닌 체형과 통증 패턴이 기준이 된다. 허리 통증을 일으키는 근본 원인은 체형적 문제에 있기 때문에 크게 통증이 허리를 굽힐 때 나빠지는지, 젖힐 때 나빠지는지를 평가해 근육과 관절의 기능적 문제점을 유추하고 재활 동작을 결정한다. 다음에 소개하는 테스트를 통해 내 허리 통증이 어디에 해당하는지 살펴본 후 운동을 따라 해보자.

허리를 굽힐 때 통증이 심해지는 경우
(lumbar flexion syndrome)

허리를 굽힐 때 통증이 심해진다면 추간판 탈출증, 추간판 내장증 등 추간판 관련 질환이 있을 확률이 높다. 또한 일자 허리를 가지고 있거나 스웨이백(Sway back)이라고 하는 상체가 골반보다 뒤로 젖혀져 있는 체형, 거북목 체형 등이 이런 통증을 야기할 수 있다. 다음 동작을 했을 때 통증이 심해지는지 테스트해 보자.

1 선 자세에서 앞으로 허리를 숙일 때 통증이 심해진다.

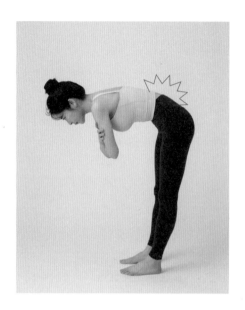

2 의자에 앉아 한쪽 다리를 들면 허리가 굽혀지고 통증이 심해진다.

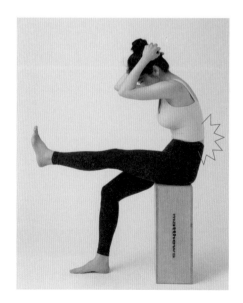

3 네발기기 자세에서 엉덩이를 뒤로 보내면서 굽힐 때 통증이 심해진다.

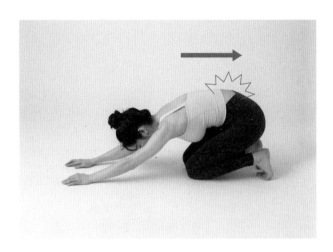

4 누운 상태에서 무릎을 가슴 쪽으로 당기면 통증이 심해진다.

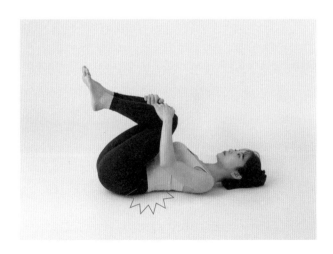

이 테스트를 따라 하면서 통증이 심해진다면 다음과 같은 체형적 문제가 있는 것이다. 통증의 원인을 알아보고 솔루션 운동을 따라 해보자.

첫 번째, 허벅지 뒤쪽 햄스트링 근육과 대둔근의 유연성이 떨어지고 뻣뻣한 경우이다. 쉽게 설명하면 엉덩이 및 뒤 허벅지의 근육들이 뻣뻣해 허리를 숙일 때 제대로 펴지지 않고 허리가 굽혀진다. 허리를 숙일 때 고관절이 접혀야 하는데, 이 경우 고관절과 골반의 유연성이 떨어져 고관절 대신 허리를 동그랗게 말아서 굽히기 때문에 요추 디스크 및 관절의 퇴행성 변화를 일으킨다.

두 번째, 장요근 및 하복부 근육을 포함한 코어 근력이 약한 경우이다. 골반 위 복부 힘이 약하면 허리의 전만 커브를 잘 유지할 수가 없다. 특히 허리를 굽힐 때 고관절이 유연하게 잘 접어져야 하는데, 이를 위해서는 이 근육들의 근력이 뒷받침되어야 하기 때문이다.

세 번째, 흉추나 고관절에 비해 요추의 유연성이 과하여 안정성이 떨어지기 때문이다. 이로 인해 허리를 굽힐 때 요추가 먼저 굽혀지면서 허리에 반복 손상을 가져온다. 또한 골프나 탁구처럼 몸통을 돌리는 동작을 할 때 허리는 고정되고 고관절이나 흉추에서 회전이 일어나야 하는데, 요추가 과하게 먼저 움직이면서 다치는 원인이 되기도 한다.

정리하면, 고관절과 골반의 유연성이 떨어지고 요추의 안정성이 떨어지는 경우 그리고 요추를 안정시켜주는 코어의 근력이 약한 경우 허리를 굽힐 때 통증이 발생한다. 다음에 소개하는 운동을 통해 이러한 문제를 해결하면 허리를 굽힐 때 생기는 통증 완화에 도움이 된다. 다음 5가지 동작을 하루 1~2회 따라 하되, 동작은 통증이 없는 범위까지만 진행한다. 통증이 많이 완화되었다면 다음 장에 소개하는 바른 자세 운동으로 넘어가는 것을 추천한다.

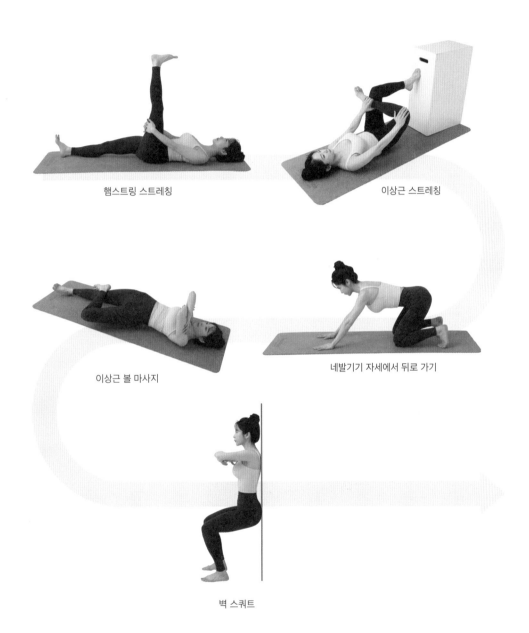

햄스트링 스트레칭

이상근 스트레칭

이상근 볼 마사지

네발기기 자세에서 뒤로 가기

벽 스쿼트

1 햄스트링 스트레칭

목적 햄스트링과 골반의 유연성 회복

| 방법 |

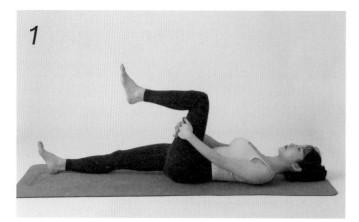

등을 붙이고 바로 누운 자세에서 왼쪽 고관절을 90° 굽히고 허벅지를 양손으로 깍지를 끼워 잡는다. 오른쪽 엉덩이와 다리는 바닥을 살짝 눌러 왼쪽 다리가 움직일 때 골반이 움직이지 않도록 고정한다.

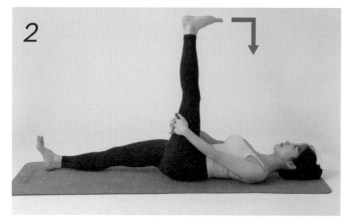

발목을 몸쪽으로 당기는 발등 굽힘(dorsiflexion) 상태를 유지하고, 통증 없이 당김이 느껴질 때까지 무릎을 편다. 5~10초간 유지하고 무릎을 굽혀 시작 자세로 돌아온다. 양쪽 10회씩 3세트 실시한다.

주의 사항

1 무릎을 펼 때 다리가 바닥으로 내려가지 않도록 허벅지에 힘을 주고 다리를 고정한다.
2 무릎이 60° 이상 펴지지 않을 경우 발등을 내리고(plantar flexion) 실시한다.
3 엉덩이가 바닥에서 완전히 떨어지지 않게 골반을 바닥에 밀착한다.

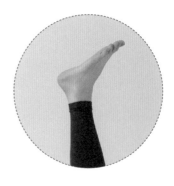

2 이상근 스트레칭

목적) 이상근 유연성 회복

| 방법 |

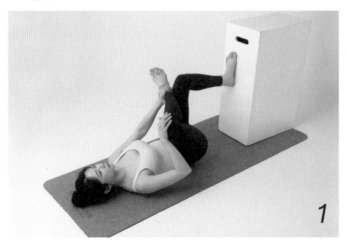

양쪽 무릎과 골반이 90° 구부려 지도록 벽에 발바닥을 대고 바닥에 눕는다. 오른쪽 발목이 왼쪽 무릎 위에 위치하도록 한쪽 다리만 양반다리 자세를 만든다.

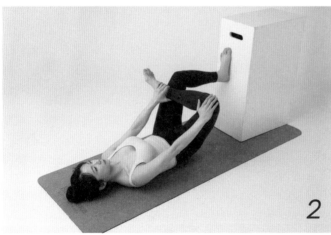

왼손으로 오른쪽 발목을 잡고 오른손은 오른쪽 무릎에 대고 살짝 밀어준다.

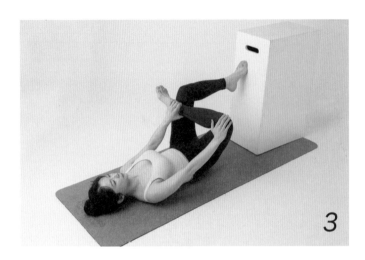

그 상태에서 오른쪽 고관절이 외회전 되도록 왼발 뒤꿈치를 들어 벽을 민다. 10~30초간 유지하고 뒤꿈치를 붙여 시작 자세로 돌아간다. 양쪽 3회씩 3세트 실시한다.

주의 사항

1 시작 자세를 취할 때 허리가 굽어지지 않도록(엉덩이가 바닥에서 1/3 이상 떨어지지 않도록) 한다.

2 벽에 너무 가까이 위치하여 몸통이 옆으로 휘어지지 않도록 한다.

3 이상근 단축이 심해 통증이 클 때는 벽에 다리를 댄 상태에서 손으로 밀어주는 2단계까지 실시한다.

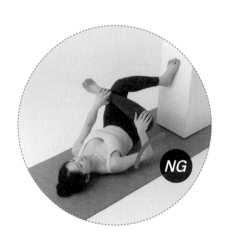

3 네발기기 자세에서 뒤로 가기

목적   고관절 유연성 회복(hip hinge) 및
고관절 움직임 동안 허리 만곡 유지

| 방법 |

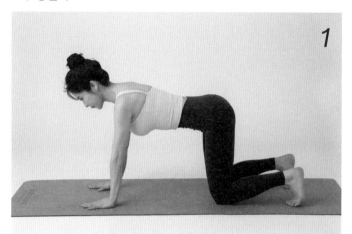

1 손은 어깨 아래, 무릎은 골반 아래 위치하도록 네발기기 자세를 취한다. 이때 허리는 일자가 되도록 하고, 팔과 허벅지가 지면과 수직이 되도록 한다.

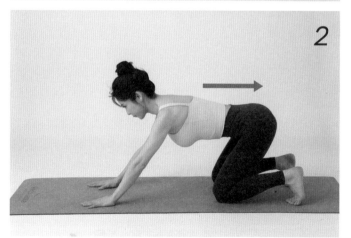

2 허리 만곡을 유지하면서(허리가 굽어지지 않도록) 엉덩이를 발뒤꿈치 쪽으로 보낸다. 엉덩이가 뒤쪽으로 움직이는 동안 허리가 굽어지면 즉시 멈추고 그 자세에서 5초간 유지한다. 10회씩 3세트 실시한다.

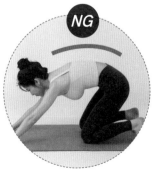

주의 사항

1 통증이 발생하면 즉시 멈추고 시작 자세로 돌아간다.
2 고관절을 굽히는 자세, 즉 골반을 접는 자세가 잘 안된다면 무릎을 골반보다 넓게 벌려 진행한다.
3 허리가 동그랗게 말리지 않도록 주의한다.

4 이상근 볼 마사지

(목적) 고관절 유연성 회복 및 이상근 마사지

| 방법 |

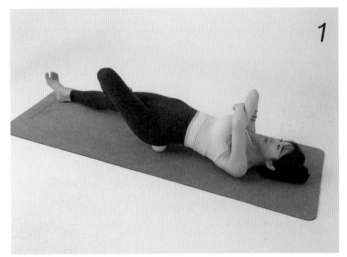

왼쪽 엉덩이 가운데 마사지볼(테니스공)을 대고 바로 눕는다. 왼쪽 무릎을 굽혀 오른쪽 무릎에 둔다.

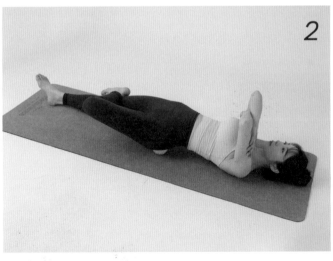

왼쪽 무릎을 바닥 쪽으로 누른다. 이때 골반이 왼쪽으로 과도하게 돌아가지 않도록 한다.

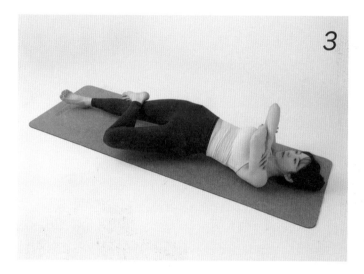

3

자극이 더 강하게 느껴지도록 왼쪽으로 하체를 틀어 10~30초간 유지하고 시작 자세로 돌아온다. 양쪽 5회씩 3세트 실시한다.

주의 사항   마사지볼을 두고 무릎을 아래로 내렸을 때 가장 아픈 부위에서 실시한다.

5 | 벽 스쿼트

목적 고관절 가동성 회복 및 하지 강화

| 방법 |

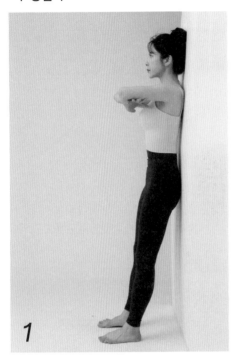

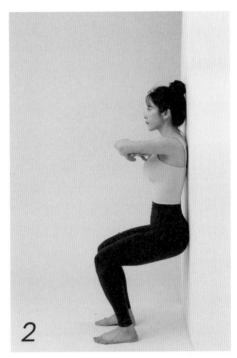

벽에서 약 30cm 떨어지도록 간격을 두고 선다. 다리를 어깨너비로 벌리고 등 전체를 벽에 붙인 상태로 기댄다.

허리 만곡을 유지하면서 등이 떨어지지 않을 때까지 고관절과 무릎을 천천히 굽힌다. 10초간 유지하고 천천히 올라온다. 5회씩 3세트 실시한다.

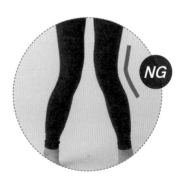

주의 사항

1 몸통은 그대로 유지한 채 고관절과 무릎만 구부려야 하며, 자기 힘으로 올라올 수 있을 때까지 내려간다.
2 내려갈 때 양 무릎이 모이지 않도록 주의한다.

허리를 젖힐 때 통증이 심해지는 경우
(lumbar extension syndrome)

허리를 젖힐 때 통증이 심해진다면 척추 협착증, 후관절 증후군, 퇴행성 디스크 질환, 천장관절 통증, 강직성 척추염, 척추이분증 등이나 과도한 요추 전만 체형, 골반 전방 경사가 심한 체형, 편평등을 가진 경우를 생각해 볼 수 있다. 다음 테스트를 따라 해보고 해당 사항이 있다면 솔루션 운동을 실시한다.

1   서서 허리를 숙였다가 일어설 때 통증이 심해진다.

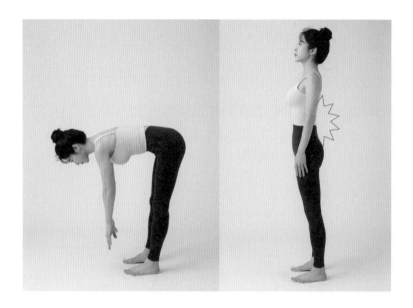

2   의자에 앉아 허리를 젖히면 통증이 심해진다.

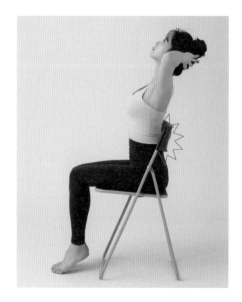

3 누운 상태에서 허리와 골반을 들어 올리면 통증이 심해진다.

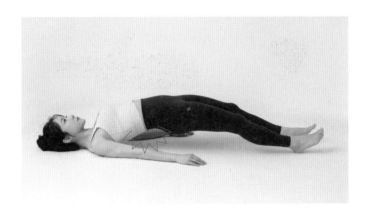

4 엎드린 상태에서 한쪽 다리를 올리면 통증이 심해진다.

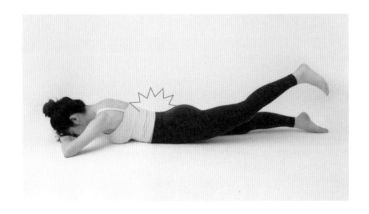

5 엎드린 상태에서 한쪽 무릎을 접으면 허리가 굽혀지면서 통증이 심해진다.

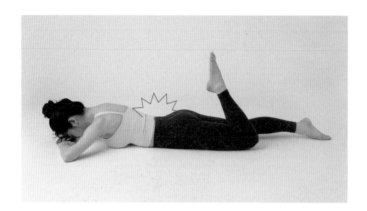

실시한 테스트에서 통증이 있다면 원인을 알아보고 제안하는 솔루션 운동을 따라 해보자. 통증의 이유는 다음과 같다.

첫 번째, 골반의 전방 경사나 요추의 전만을 조절할 수 있는 하복부 및 엉덩이 근력이 약하기 때문이다. 요추가 과하게 앞으로 휘는 경우(전만)에는 복부 근육이 늘어나 있거나 골반을 뒤에서 잡아주는 엉덩이 근육이 약해져 있는 경우가 많다. 특히 이런 경우 골반을 앞으로 내밀고 상체를 뒤로 젖혀져 있는 체형이 많다.

두 번째, 고관절이나 흉추의 회전 유연성이 떨어지는 경우이다. 이렇게 되면 허리에서 회전을 일으키기 때문에 디스크나 척추 후방부 구조물이 손상을 입게 된다. 요추는 회전이 분절당 3°밖에 일어나지 않기 때문에 고관절과 흉추에서 몸통을 돌릴 수 있도록 유연성을 향상해야 한다.

세 번째, 광배근의 유연성이 떨어지면 요추 신전을 야기하게 된다. 앉아서 지내는 시간이 많은 현대인은 광배근의 유연성이 떨어져 단축된 경우가 많은데, 특히 위팔뼈까지 연결되어 있어 팔을 들어 올릴 때 허리가 앞으로 더 휘면서 통증이 악화된다. 광배근이 단축되면 등이 굽어 있는 흉추 굴곡 자세, 즉 굽은 등이 동반되는 경우도 많아 흉추 신전근을 강화하는 것도 중요하다.

네 번째, 고관절 앞쪽 근육과 관절을 싸고 있는 조직의 신전 유연성이 떨어져 있는 경우이다. 몸통을 뒤로 젖히거나 일어서는 동작을 할 때 고관절이 잘 신전되면서 펴져야 허리의 과신전을 막을 수 있는데, 이게 잘 안되면 반복적으로 고관절은 굽힌 채 허리만 자꾸 젖히게 되면서 손상이 온다.

운동하기

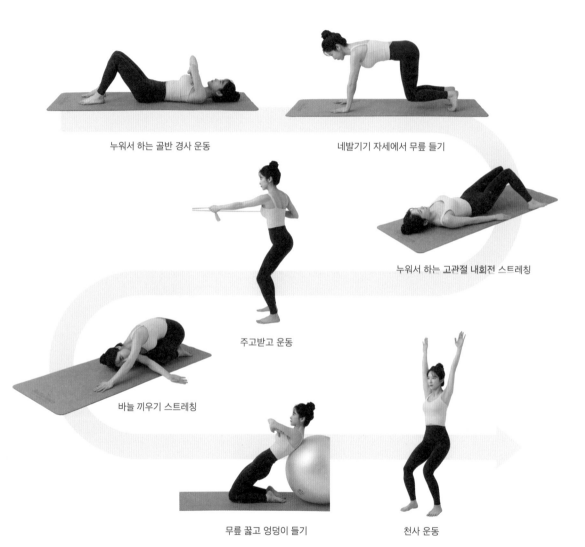

누워서 하는 골반 경사 운동

네발기기 자세에서 무릎 들기

누워서 하는 고관절 내회전 스트레칭

주고받고 운동

바늘 끼우기 스트레칭

무릎 꿇고 엉덩이 들기

천사 운동

1 누워서 하는 골반 경사 운동

목적 　복근 강화 및 기립근 이완

| 방법 |

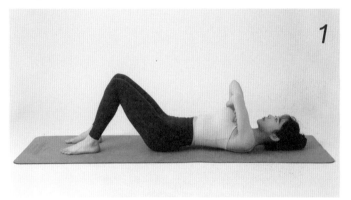

1

바닥에 누운 후 다리를 골반 너비로 벌려 무릎을 세운다. 배꼽을 등 뒤로 잡아당기면서 복근을 수축해 갈비뼈와 골반이 가까워지도록 만든다.

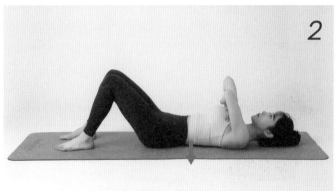

2

허리 뒤쪽이 길어지면서 바닥을 누르는 느낌 혹은 바닥과의 접촉을 유지하면서 꼬리뼈를 마는 느낌으로 골반을 부드럽게 위로 말아 올리고 5초 동안 유지한다. 10회씩 3세트 실시한다.

주의 사항

1 엉덩이가 과도하게 들리지 않도록 주의한다.
2 복근의 힘으로 지그시 바닥과 허리를 밀착시키는 것이지 등을 구부려서 허리를 바닥에 툭 박는 것이 아니다.
3 동작을 하는 중에 통증이 느껴진다면 이 동작은 피한다.

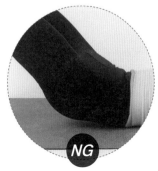

NG

2 네발기기 자세에서 무릎 들기

목적 코어(복근) 강화 및 척추 중립 유지

| 방법 |

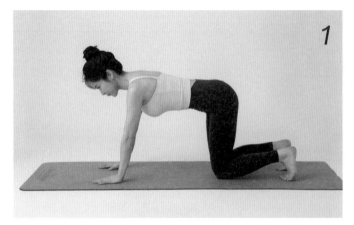

손은 어깨 아래, 무릎은 골반 아래 위치하도록 네발기기 자세를 취한다.

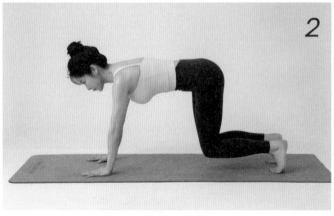

양 무릎을 바닥과 평행하게 10cm 정도 들고 30초간 유지한다. 3회씩 3세트 실시한다.

주의 사항

1 손목에 통증이 있으면 주먹을 쥐거나 푸시업 바를 이용한다.

2 무릎을 너무 많이 들어 과도하게 허리가 굽혀지지 않도록 한다.

3 고개가 어깨보다 아래로 떨어지지 않게 복부와 등에 힘을 주어 손으로 땅을 밀어낸다.

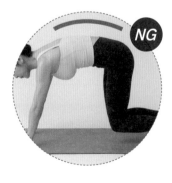

3 누워서 하는 고관절 내회전 스트레칭

목적 고관절 가동성 회복 및 장경인대 스트레칭

| 방법 |

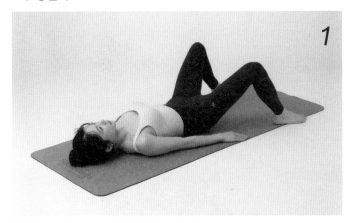

바닥에 누운 후 다리를 어깨너비의 2배로 벌리고 무릎을 90° 구부린다.

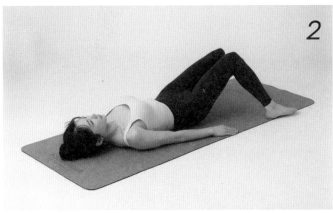

발을 고정하고 무릎을 안쪽으로 모아 최대한 낮게 내린 후 15초간 유지한다. 5회씩 3세트 실시한다.

주의 사항
1 무릎에 통증이나 뻐근한 느낌이 들 경우 즉시 멈추고 시작 자세로 돌아간다.
2 무릎이 모이지 않을 경우 발 사이 간격을 좁혀 조절한다.

4 주고받고 운동

목적 흉추 가동성 회복

| 방법 |

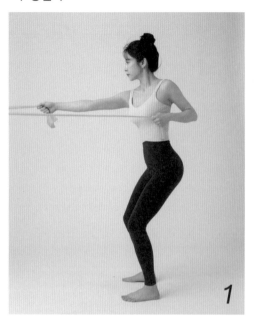

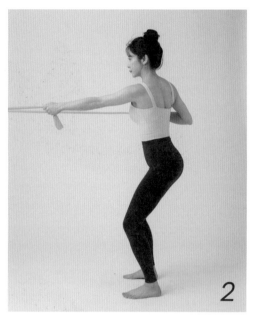

수건이나 밴드를 가슴 높이(명치)에 오도록 줄 양 끝을 잡고 무릎을 약간 굽혀 기마자세로 선다. 왼쪽을 당겨 줄에 의해 오른쪽 어깨가 앞으로 나가도록 몸통을 회전한다.

오른쪽을 당겨 왼쪽 어깨가 앞으로 나가도록 몸통을 회전한다. 10회씩 3세트 실시한다.

주의 사항
1 기마 자세를 하고 서있는 동안 과도하게 허리를 앞으로 내밀지 않는다.
2 몸통을 회전하는 동안 양쪽 골반과 무릎은 고정하고 상체에서 회전이 일어나도록 한다.

5 바늘 끼우기 스트레칭

목적 광배근 유연성 회복

| 방법 |

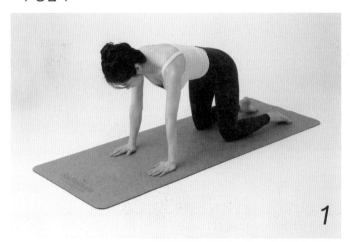

손은 어깨 아래, 무릎은 골반 아래 위치하도록 네발기기 자세를 취한다.

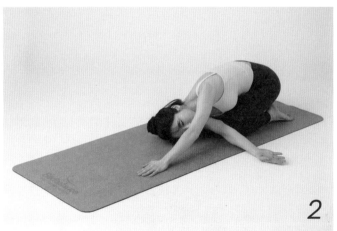

오른쪽 손을 왼쪽 어깨 아래로 통과시킨다. 이때 뻗는 손의 손바닥이 위쪽을 향하도록 한다. 가슴을 바닥 쪽으로 최대한 누른 채 20~30초간 유지한다. 양쪽 3회씩 3세트 실시한다.

주의 사항
1 팔을 뻗을 때 골반이 몸통과 함께 돌지 않도록 골반을 고정한다.
2 뻗은 쪽 어깨에서 집힘 및 통증이 나타나면 즉시 멈추고 시작 자세로 돌아온다.

6 무릎 꿇고 엉덩이 들기

목적 장요근, 대퇴직근 스트레칭 및 허리 과신전 예방

| 방법 |

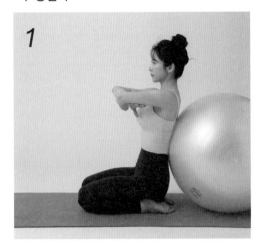

양 무릎을 어깨너비로 벌리고 무릎을 구부린 후 짐볼 (또는 의자)에 등을 기댄다.

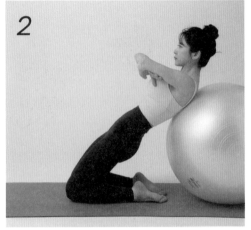

허리 만곡을 유지하면서 엉덩이에 힘을 주고 골반을 위쪽으로 밀어 몸이 일직선이 되도록 만든다. 2~3초 간 유지하고 시작 자세로 돌아온다. 10회씩 3세트 실시한다.

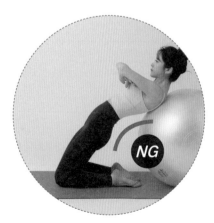

주의 사항

1 골반을 밀 때 고관절이 펴지면서 고관절 앞쪽이 스트레칭 되는 느낌이 들어야 한다.

2 골반을 밀 때 허리가 과도하게 젖혀지지 않도록 주의한다.

7 천사 운동

(목적) 흉추부 강화 및 전신 운동

| 방법 |

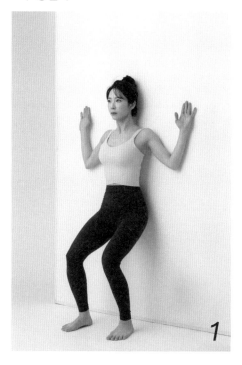 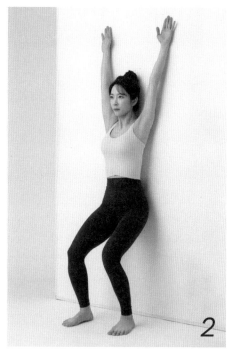

발 뒤꿈치가 벽에서 20~30cm 떨어지도록 선후 골반을 후방 경사시켜 등 전체가 벽에 닿도록 기댄다. 팔꿈치를 구부려 팔을 올리고 상완과 엄지를 벽에 밀착한 상태로 무릎을 약간 굽혀 앉는다.

팔꿈치, 손목, 엄지를 벽에 밀착시킨 상태를 유지하면서 팔을 최대한 높이 올린다. 팔을 내렸다가 올리는 동작을 10회 반복한다.

(주의 사항)
1 뒷목과 벽 사이 거리가 2~3cm가 되도록 턱을 살짝 당긴다. 만약 목이 벽에서 5cm 이상 떨어진 경우 목뒤에 수건을 받친다.

2 목에 과도하게 힘이 들어갈 경우 먼저 턱을 당긴 상태에서 골반을 후방 경사시켜 허리를 벽에 고정하고 10~30초간 유지한다.

4장.

통증 근본 해결
바른 자세 4주 플랜

앞서 설명한 것과 같이 바른 자세는 내가 힘을 준다고 바로 되는 것이 아니라 기존의 나쁜 자세를 만드는 근육이 유연해지고 척추, 관절을 잡아주는 코어 근육이 강화되어야 비로소 만들어진다. 아기가 걸음마를 시작하듯이 호흡부터 서고, 걷고, 바르게 숙이는 법까지 모든 움직임을 리셋해 보자.

4장에서는 본격적으로 바른 자세를 만들기 위한 4주 운동법을 소개한다. 최소한 일주일에 3회, 30분씩 주차에 맞는 운동을 따라하면 된다. 동작이 익숙하지 않다면 꼭 1주마다 다음 주차로 넘어가지 말고 충분히 숙지가 된 다음에 넘어가도록 한다.

척추를 건강하게 만드는
호흡 운동

'숨만 잘 쉬어도 건강해진다'라는 말이 있을 정도로 호흡은 너무나 중요한 신체 활동이다. 호흡을 할 때 몸의 코어 근육을 잘 사용할 수 있다면, 근육으로 자연스러운 허리 보호대를 만들어 허리 통증의 절반은 좋아질 수 있다. 호흡을 잘 하는 것은 단순히 깊게 마시고 내쉬는 것이 아니다. 갈비뼈와 척추 등 호흡이 일어나는 우리 몸의 구조물이 제자리에서 잘 움직일 수 있도록 복근, 골반저근, 늑간근까지 훈련되어야 한다. 소개하는 동작들을 통해 척추를 건강하게 만드는 호흡 운동을 배워보자.

1주차 운동

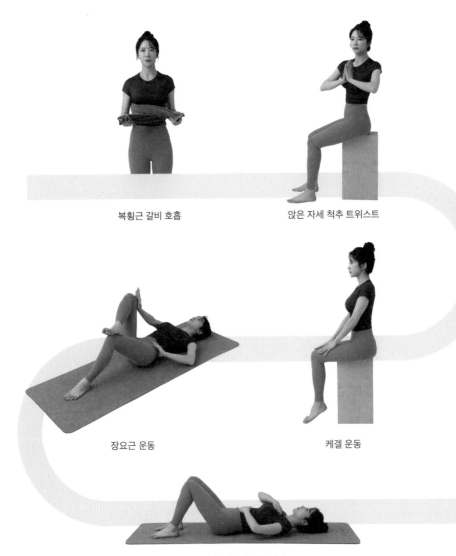

복횡근 갈비 호흡

앉은 자세 척추 트위스트

장요근 운동

케겔 운동

(완성) 바르게 호흡하기

운동 영상
보기

1 복횡근 갈비 호흡

호흡근 강화 및 흉곽 유연성 확보

| 방법 |

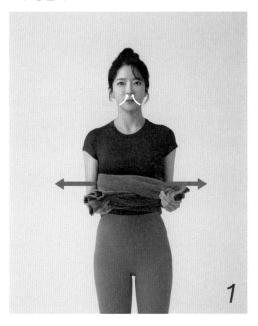

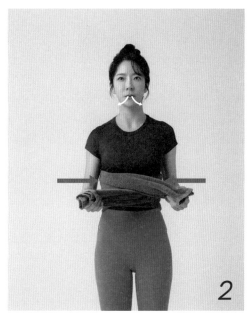

선 자세에서 긴 수건으로 아래 몸통(흉곽)을 감싼 후 숨을 들이마시면서 양쪽 갈비뼈가 수건을 밀어내는 느낌으로 흉곽을 팽창시킨다. 아래쪽 갈비뼈까지 숨을 밀어 넣듯이 최대한 깊이 들이마신다.

입으로 숨을 내쉬면서 배꼽을 등으로 당기는 느낌으로 복부를 납작하게 만들어 뱃속의 공기를 기도를 통해 천천히 내보낸다. 이때 갈비뼈 양측이 가까워지면서 흉곽 둘레가 줄어들면 수건을 당겨 흉곽을 죈다. 들숨과 날숨을 5회씩 3세트 실시한다.

주의 사항
1 숨을 들이마실 때 흉곽이 위로 올라가지 않고, 목 근육에 긴장감이 없어야 한다.
2 들숨에 척추가 젖혀지거나 날숨에 척추가 굽혀지지 않도록 중립을 유지한다.

2 | 앉은 자세 척추 트위스트

목적 코어(복사근) 강화

| 방법 |

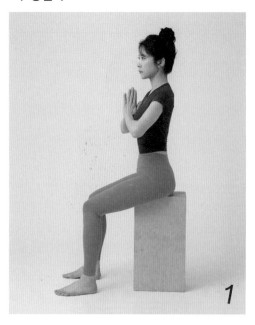

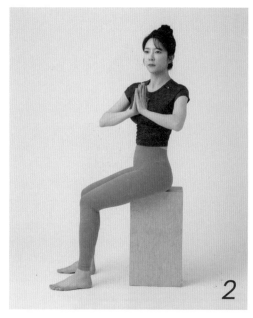

의자에 양쪽 허벅지가 나란하게 똑바로 앉은 다음 양손을 가슴 앞에 모은다.

들숨에 흉곽을 팽창하고 날숨에 명치가 왼쪽 골반과 가까워지는 방향으로 통증이 없는 범위까지 배꼽 위 척추를 회전한다. 1~2초간 멈춘 후 오른쪽으로 동일하게 회전한다. 양쪽 10회씩 3세트 실시한다.

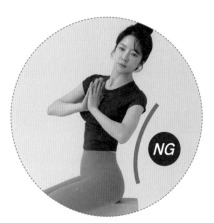

NG

주의 사항

1 회전할 때 어깨와 팔꿈치가 나란한 선을 유지하도록 하고, 몸통 회전은 어깨가 아니라 배꼽 위 척추부터 일어나도록 한다.

2 회전 시에 허리를 과도하게 젖히지 않도록 한다.

3 마주 잡은 두 손이 가슴(흉골)을 벗어 나지 않도록 주의한다.

3 케겔 운동

목적 골반기저근 강화를 통한 요추 안정화(코어 강화)

| **방법** |

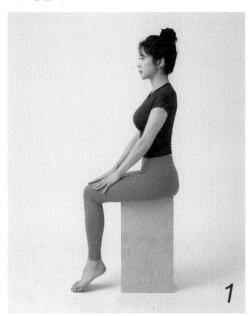

의자에 앉아 등을 바로 세우고 양 허벅지를 바짝 붙인 후 발끝을 45°로 벌린다. 날숨에 배꼽을 등 쪽으로 살짝 당기면서 코어 수축과 함께 회음부를 의자 바닥에서 띄워 몸 안으로 끌어올리는 느낌으로 골반저근육을 5초간 수축하고 6~8초간 이완한다. 익숙해지면 7, 10, 15초로 늘린다. 5회씩 3세트 실시한다.

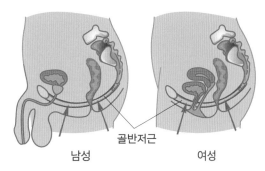

남성   골반저근   여성

주의 사항

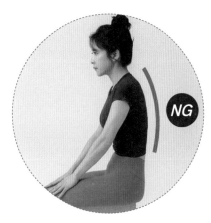

NG

1 소변을 끊을 때 사용하는 괄약근 부위를 수축하는 느낌으로 운동하고, 엉덩이, 허벅지 내전근, 종아리 등에 과도한 힘이 들어가지 않도록 주의한다.

2 수축 시에 허리를 굽히지 않도록 하며, 오히려 척추는 더 길어지는 느낌으로 유지한다.

4 장요근 운동

목적   요추 안정화(코어 강화) 및 장요근 긴장 완화

| 방법 |

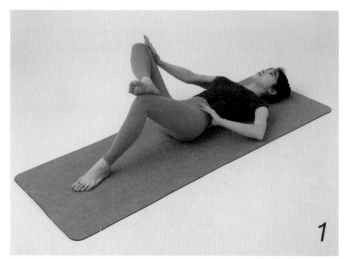

누운 자세에서 양쪽 무릎을 세운 후 오른쪽 고관절을 90° 이상 굽혀 오른쪽 발을 왼쪽 허벅지에 올린다.

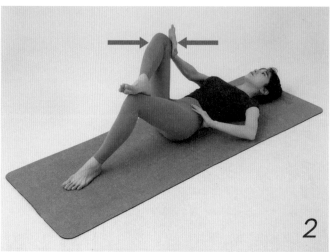

오른쪽 무릎을 오른쪽 어깨 방향으로 당기는 동시에 오른손으로는 무릎을 살짝 밀면서 저항을 준다. 오른쪽 서혜부에 힘이 들어가는 것을 느끼며 10초간 유지한다. 양쪽 10회씩 3세트 실시한다.

주의 사항

1 강하게 힘을 주면 허벅지 바깥쪽에 힘이 들어가기 때문에 서혜부에 힘이 들어가는 것을 느끼고 유지한다.

2 허리에 통증이 발생할 경우 즉시 중단한다.

바르게 호흡하기

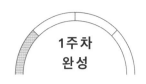
복횡근 및 골반저근과 같은 코어 근육의 사용과 흉곽의 움직임이 익숙해졌다면 아래와 같은 방법으로 호흡을 연습해 보자.

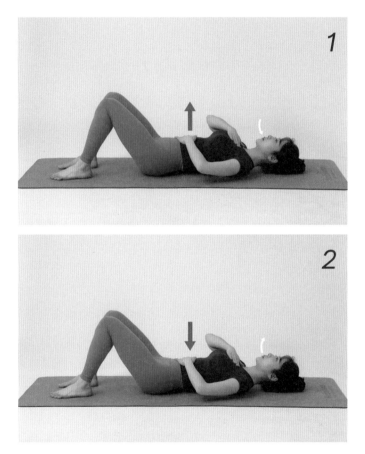

1 바로 누운 후 양쪽 무릎을 세운다. 한 손은 가슴에, 한 손은 배 위에 얹는다. 마시는 숨에 배가 볼록하게 올라오고 갈비뼈가 옆으로 늘어나도록 흉곽을 팽창한다. 이때 모든 힘은 배꼽 아래로 집중한다.

2 입으로 내쉬면서 장요근을 눌러주는 느낌과 함께 배꼽을 등으로 당기면서 복부를 납작하게 만들어 뱃속의 공기를 기도를 통해 입으로 천천히 내뱉는다.

주의 사항 숨을 마시고 내쉬는 동안 척추는 계속 골반에서 머리끝까지 멀어지는 느낌으로 키가 커지는 느낌, 내부에서 바깥으로 밀어내는 힘을 유지해야 한다. 이때 허리 기립근이나 어깨, 목에 힘이 들어가서는 안 된다.

2주차

바르게 앉기 위한
근력 운동

우리는 잠자는 시간을 제외하면 거의 모든 시간을 앉아서 지낸다고 해도 과언이 아니다. 흔히 허리, 목이 아픈 사람이 오래 앉아있을 때 아픈 이유는 잘못된 자세로 인해 근육 경직, 디스크 눌림 등이 생기기 때문이다. 바르게 앉은 자세를 만들기 위해서는 골반이 바르게 세워져 있고, 몸통이 골반 위에 바르게 얹어져 있어야 한다. 이를 유지하기 위해서는 골반의 유연성, 복근과 기립근의 힘, 등과 목을 바로 세울 수 있는 날개뼈 주위 근육의 근력이 뒷받침되어야 한다.

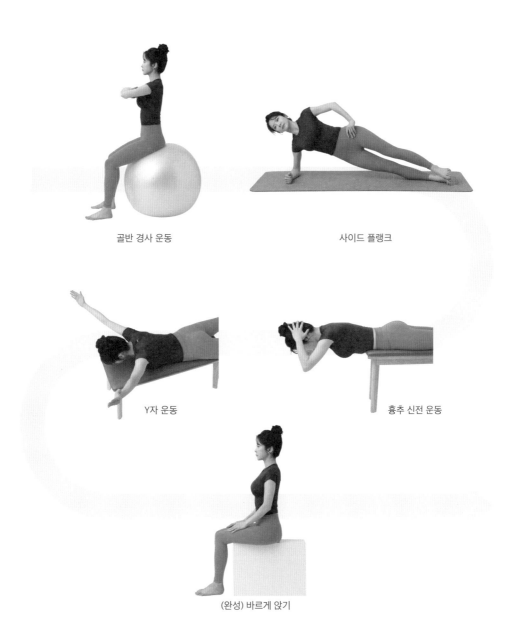

골반 경사 운동

사이드 플랭크

Y자 운동

흉추 신전 운동

(완성) 바르게 앉기

1 골반 경사 운동

목적 골반 유연성 증진 및 중립 정렬 인지

| 방법 |

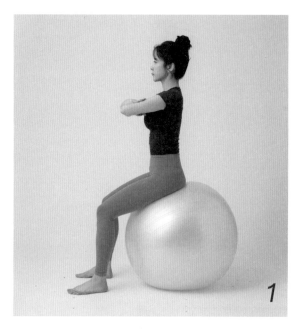

발을 엉덩이 너비로 벌리고 짐볼(또는 의자)에 편안하게 앉는다. 양손을 가슴 앞에 모으고 어깨와 상체가 움직이지 않도록 유지한다.

주의 사항
1 공을 뒤로 굴릴 때 통증이 발생하면 즉시 멈추고 시작 자세로 돌아간다.
2 공을 움직이는 동안 몸이 앞이나 뒤로 기울어지지 않도록 주의한다.

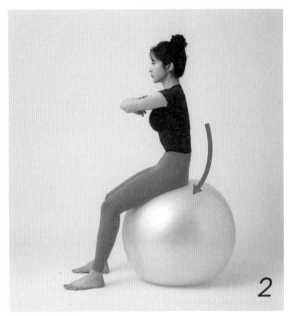

통증이 없는 범위까지 꼬리뼈를 앞쪽으로 감아 올리면서 허리를 동그랗게 말아 공을 앞으로 굴린다.

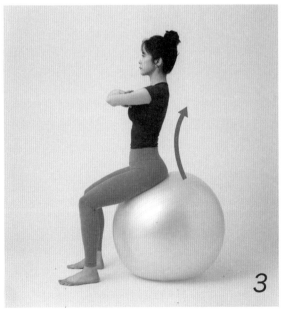

꼬리뼈를 뒤쪽으로 밀어내면서 척추를 한 칸 한 칸 움직여 허리가 펴지는 느낌이 들 때까지 공을 뒤로 굴려 시작 자세로 돌아간다. 10회씩 3세트 실시한다.

2 사이드 플랭크

목적   코어(복사근) 강화

| 방법 |

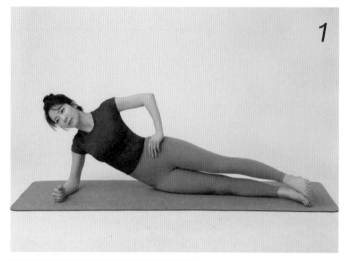

옆으로 누운 자세에서 팔꿈치를 어깨 밑에 위치시키고 발뒤꿈치, 고관절, 어깨가 일직선이 되게 한다.

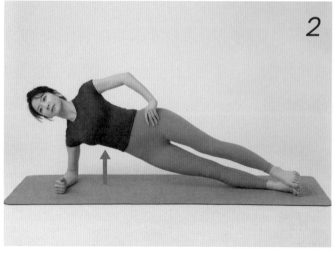

팔꿈치를 수직 상태로 바닥에 붙인 후 골반을 들어 올린다. 10~60초 사이에서 유지할 수 있는 만큼 유지한 후 내려온다. 양쪽 번갈아 3세트 시행한다.

주의 사항   **1** 허리가 굽혀지거나 신전되지 않게 중립을 유지한다.
               2 골반이 돌아가지 않도록 일자를 유지한다.

3 흉추 신전 운동

목적　흉추부 근력 및 신전 가동성 회복

| 방법 |

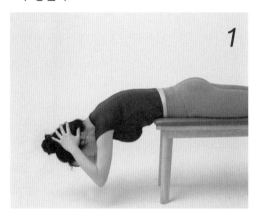

양손을 머리 뒤에 대고 팔꿈치를 모은 다음 가슴뼈 (흉골) 위쪽이 침대 밖으로 나오도록 엎드린다. 양 팔 꿈치가 바닥을 향하도록 등을 숙인다.

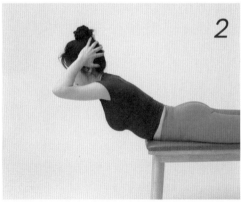

배(흉골 아래)를 침대에 붙여 고정하고 등을 펴는 느낌 으로 상체를 들어올린 후 3초간 유지하고 천천히 시 작 자세로 돌아온다. 5회씩 3세트 실시한다.

주의 사항

1 등을 펼 때 양손으로 목을 과도하게 누르지 않는다.
2 협착증 환자의 경우 상체를 수평이 될 때 까지만 들어올린다.

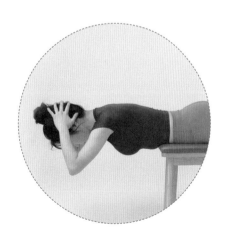

4 | Y자 운동

목적 흉추부 강화 및 견갑 안정화

| 방법 |

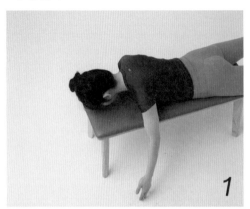

몸통 아래 베개를 깔고 엎드린다. 팔꿈치를 펴고 어깨를 외회전하면서 날개뼈를 자연스럽게 아래쪽으로 내린다.

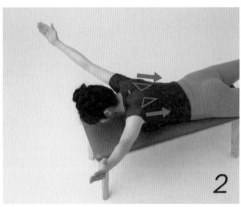

엄지손가락이 위를 향하도록 양팔을 120°로 벌리고 가슴을 5~10cm 정도 들어 5초간 유지한다. 5회씩 3세트 실시한다.

주의 사항

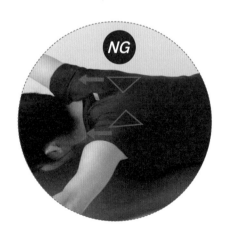

1 팔을 들 때 날개뼈가 모이는 것이 아니라 하부 승모근을 수축해 날개뼈를 아래쪽으로 내리는 느낌이 들도록 한다.

2 팔을 들 때 어깨 관절에서 통증이 발생하면 즉시 멈추고 팔을 내린다.

3 팔을 들 때 허리나 상부 승모근에 과도한 힘이 들어가지 않도록 주의한다.

바르게 앉기

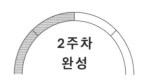

위에서 시행한 운동을 토대로 골반의 중립 위치와 몸통을 세우는 근육을 인지했다면 아래와 같은 방법으로 바르게 앉기를 따라 해보자.

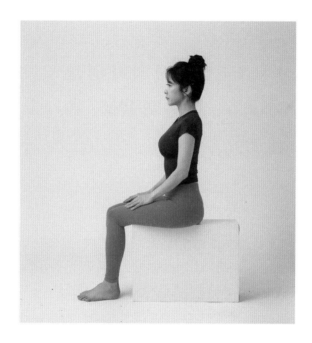

1 골반을 앞뒤로 움직여 골반이 수직이 되는 지점을 찾는다.

2 갈비뼈의 아래쪽 흉곽이 골반과 일직선이 되도록 탑을 쌓듯이 정렬시킨다. 이때 복부에 살짝 긴장감을 유지한다.

3 날개뼈 사이를 살짝 모은다는 느낌으로 가슴을 편다.

4 귀가 어깨 위에 일직선이 되도록 머리를 위치한다. 턱을 무리하게 당기는 것보다 뒷목이 길어지는 느낌으로 키 큰 자세가 되도록 만든다.

3주차

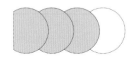

바르게 걷기 위한
근력 운동

걷기 운동이 척추에 좋다고 해서 만 보 이상씩 걷는 분들도 많다. 하지만 안타깝게도 바른 자세로 걷지 않으면 기대만큼 도움이 되지 않을뿐더러 무릎이나 허리에 오히려 나쁜 영향을 주기도 한다. '걷기'는 움직임의 가장 기본 동작이기 때문에 바르게 걷는 법을 배우는 것은 너무나 중요하다. 바른 걷기의 필수 요소는 하체와 상체의 바른 정렬, 다리를 끌지 않고 똑바로 들어올리기 위한 고관절 앞뒤 근육 및 복근의 힘, 한쪽 다리를 들어 올렸을 때 나머지 다리로 몸을 똑바로 지탱할 수 있는 엉덩이 근육의 힘, 상체를 똑바로 세우기 위한 기립근뿐만 아니라 땅과 접지하는 발과 발목 관절의 안정성 등이다.

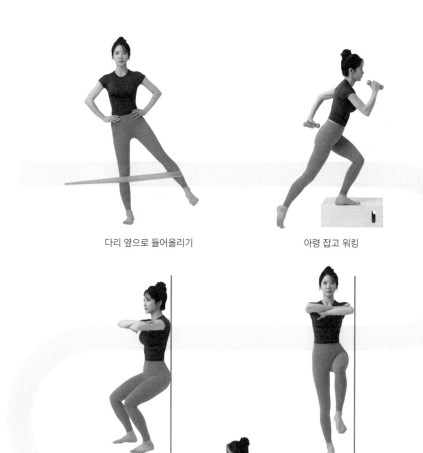

다리 옆으로 들어올리기

아령 잡고 워킹

벽 스쿼트

스탠딩 원 레그 리프트

(완성) 바르게 걷기

운동 영상
보기

1 다리 옆으로 들어올리기

목적 중둔근 강화

| 방법 |

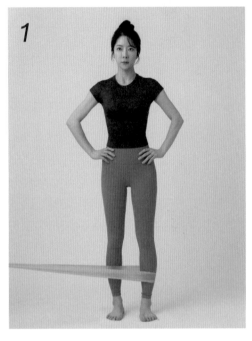 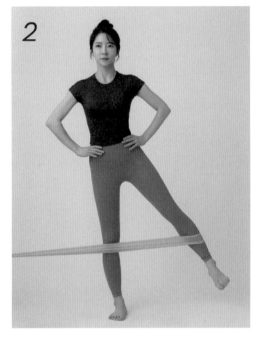

탄력 밴드를 기둥(침대 다리 등)에 걸고 밴드 안에 들어가 왼쪽 발목에 고정한다. 탄력 밴드가 팽팽하게 유지될 정도로 간격을 조절하여 선다.

몸통이 흔들리지 않도록 오른쪽 엉덩이에 힘을 주고 무릎의 각도를 그대로 유지하면서 왼쪽 다리를 옆으로 최대한 벌려 3초간 유지한 후 돌아온다. 양쪽 10회씩 3세트 실시한다.

주의 사항
1 다리를 벌릴 때 몸통이 기울어지지 않도록 주의하고, 몸이 많이 기울어지거나 균형을 잡을 수 없으면 기둥이나 벽을 붙잡고 실시한다.
2 다리를 벌릴 때 옆구리에서 과도한 움직임이 일어나지 않도록 주의한다.

2 아령 잡고 워킹

목적 대퇴사두근 강화 및 발목 안정성 향상

| 방법 |

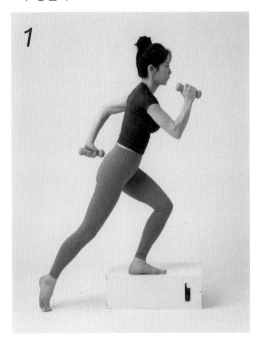

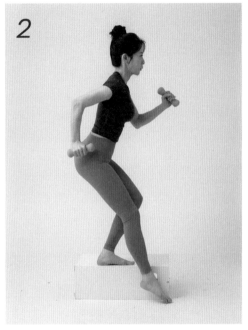

왼발을 스텝 박스에 올리고 오른발 끝(발가락)은 왼발 뒤에 위치한 다음 몸통을 살짝 숙여 달리기 자세를 취한다. 이때 양손에 아령(또는 500mL 생수병에 물을 1/3 채워서 사용)을 잡고 오른팔은 몸통 앞쪽에, 왼팔은 몸통 뒤쪽에 둔다.

팔을 앞뒤로 교차하면서 오른발을 앞으로 움직여 왼발 옆쪽에 발끝을 살짝 터치한 후 시작 자세로 돌아온다. 양쪽 20회씩 3세트 실시한다.

주의 사항

1 동작을 하는 동안 몸통과 지지하는 다리의 각도를 유지한다(발끝을 터치할 때 몸이 뒤로 넘어가지 않도록 주의한다).

2 동작이 익숙해지면 불안정한 밸런스 보드나 보수 등에 발을 올려서 실시한다.

3 스탠딩 원 레그 리프트

목적 　장요근, 둔근 강화 및 균형 향상

| 방법 |

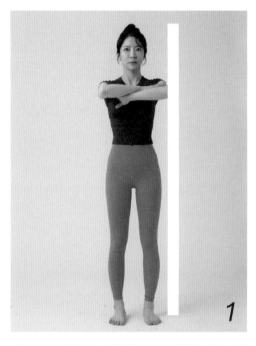

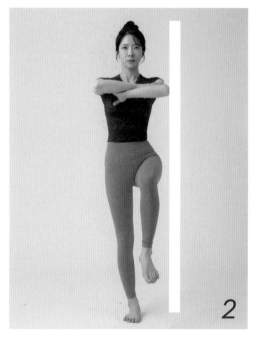

가슴 앞에 양팔을 교차한 후 몸통 왼쪽을 벽에 기대고 선다.

오른쪽 엉덩이에 힘을 주고 왼쪽 무릎을 굽히면서 다리를 들어 5초간 유지한다. 이때 몸통을 벽에 과도하게 기대지 않는다. 안정적으로 왼쪽 다리를 들 수 있다면 같은 자세로 왼쪽 엉덩이에 힘을 주고 오른쪽 다리를 들고 5초간 유지한다. 양쪽 10회씩 3세트 실시한다.

주의 사항
1 다리를 드는 동안 몸통이 흔들리거나 벽에 과도하게 기대지 않도록 주의한다.
2 동작이 익숙해지면 불안정한 밸런스 보드나 보수 등에 발을 올려서 실시한다.

4 벽 스쿼트

목적 〉 고관절 가동성 회복 및 하지 강화

| 방법 |

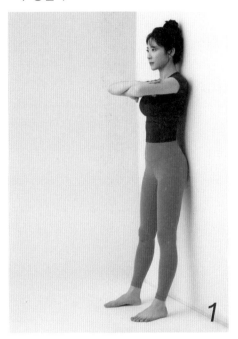

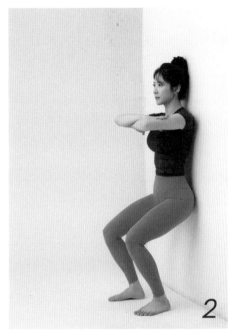

벽에서 약 30cm 떨어지도록 간격을 두고 선다. 다리를 어깨너비로 벌리고 등 전체를 벽에 붙인 상태로 기댄다.

허리 만곡을 유지하면서 등이 떨어지지 않을 때까지 고관절과 무릎을 천천히 굽힌다. 10초간 유지하고 천천히 올라온다. 5회씩 3세트 실시한다.

주의 사항

1 몸통은 그대로 유지한 채 고관절과 무릎만 구부려야 하며, 자기 힘으로 올라올 수 있을 때까지 내려간다.

2 내려갈 때 양 무릎이 모이지 않도록 주의한다.

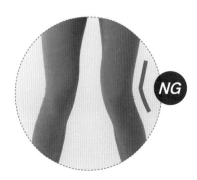

바르게 걷기

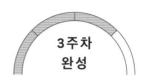
| 1단계 | 바르게 서기

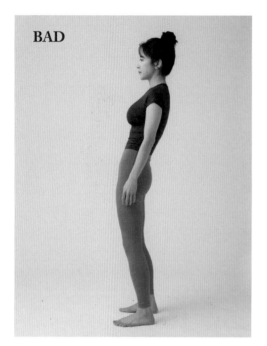

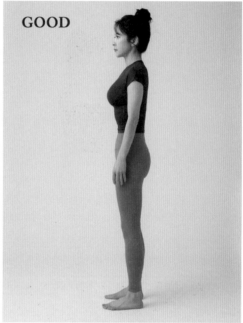

서 있을 때 보통 가장 많이 취하는 나쁜 자세는 골반은 앞으로 내밀고 복부에 힘을 주지 않은 채 흉곽이 뒤로 젖혀진 '스웨이백(sweyback) 자세'이다. 이를 교정하기 위해서는 골반을 수직으로 세우고 복부 근육을 수축시켜 흉곽 아래를 탑처럼 쌓아 일자로 만들어야 한다. 또한 엉덩이 근육에 힘을 주어 척추를 똑바로 편 상태를 유지한다. 무릎 옆면, 고관절 옆면, 갈비뼈 중간, 어깨, 귀가 일직선이 되도록 바르게 선 자세를 만든다.

| 2단계 | 바르게 걷기

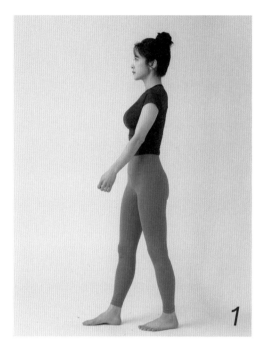 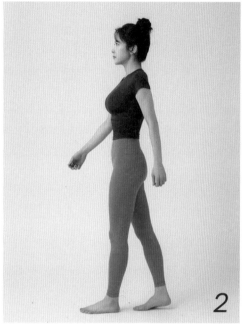

1 시선은 정면을 향한다. 하복부에 힘을 주고 오른발 뒤꿈치가 바닥에 닿을 때 몸통도 다리와 같이 앞으로 이동한다. 이 상태에서 발이 먼저 간다는 느낌보다 고관절에서 허벅지가 먼저 들어올려진다는 느낌이 들어야 한다. 오른쪽 다리가 지지하는 동안 오른쪽 엉덩이를 수축하여 앞으로 나간다.

2 왼발 뒤꿈치가 바닥에 닿을 때 오른쪽 발이 이동할 때와 마찬가지로 몸통도 같이 앞으로 이동한다. 몸통과 다리가 같은 속도로 앞으로 나감에 따라 요추 신전을 최소화한다. 10m씩 5번 왕복한다.

주의 사항 　몸통이 앞으로 나갈 때 엉덩이 근육에 힘을 주어 허리가 과도하게 젖혀지지 않도록 한다. 목과 어깨는 긴장을 풀고, 팔을 자연스레 흔들되 팔이 몸의 명치 중앙부를 넘어가 교차하지 않도록 한다. 이는 라운드 숄더를 만들어 목 통증을 유발할 수 있기 때문이다.

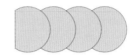

바르게 숙이고 펴기 위한
근력 운동

허리를 다치는 대부분의 동작이 허리를 구부리는, 즉 요추 굴곡 자세이다. 물건을 들 때, 차에서 내릴 때, 신발을 신을 때, 세수할 때 등 우리는 일상에서 수없이 많이 허리를 숙인다.

바르게 허리를 굽히는 동작은 허리 통증 치료 및 예방에 가장 중요한 부분이다. 핵심은 허리 요추를 굽히는 것이 아니라 데드리프트, 스쿼트 동작처럼 무릎과 고관절을 굽히고 허리는 펴주는 것이다. 이를 위해서는 발목과 고관절의 유연성, 하복부와 고관절 주위 근력, 햄스트링 근육의 유연성 등이 필요하다.

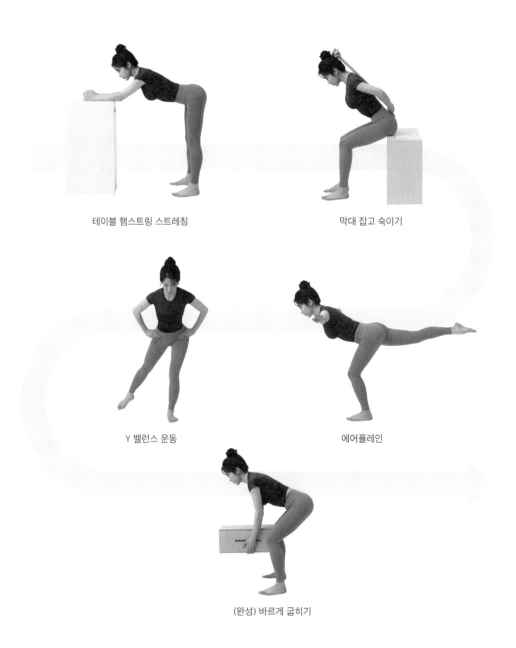

테이블 햄스트링 스트레칭

막대 잡고 숙이기

Y 밸런스 운동

에어플레인

(완성) 바르게 굽히기

운동 영상
보기

1 테이블 햄스트링 스트레칭

목적   슬괵근(햄스트링) 유연성 회복

| 방법 |

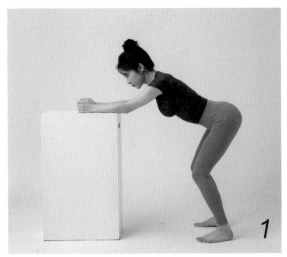

다리는 어깨보다 넓게 벌리고 허리를 편평하게 유지한다. 테이블 앞에 서서 양손을 테이블에 살짝 올리고 고관절을 접으면서 무릎을 굽힌다.

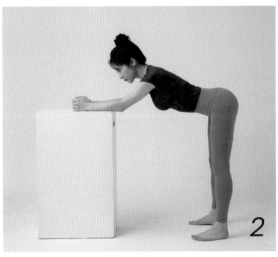

허리가 굽어지지 않도록 편평하게 유지하면서 다시 천천히 무릎을 편다. 5초간 유지하고 시작 자세로 돌아온다. 10회씩 3세트 실시한다.

주의 사항   **1** 다리를 펼 때 허리가 굽어져 통증이 발생할 경우 즉시 멈추고 시작 자세로 돌아간다.
         2 다리가 완전히 펴지지 않는 경우 가능한 범위까지만 시행한다.

2 막대 잡고 숙이기

목적   고관절 가동성 회복 및 코어 유지

| 방법 |

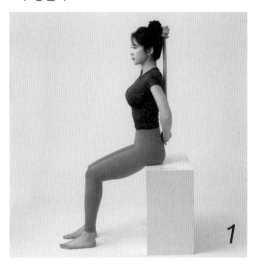
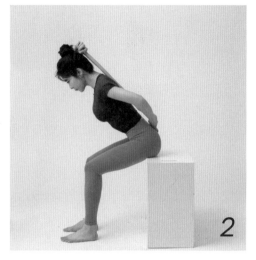

허리를 편 상태로 의자에 앉은 후 오른손은 머리 위에, 왼손은 허리 뒤쪽으로 막대(장우산 등)를 잡는다.

막대가 등허리에서 떨어지지 않도록 유지하면서 고관절을 움직여 몸통을 숙이고 3초간 유지한다. 막대가 떨어지지 않도록 유지하면서 엉덩이의 힘을 이용해 상체를 원래 위치로 되돌린다. 10회씩 3세트 실시한다.

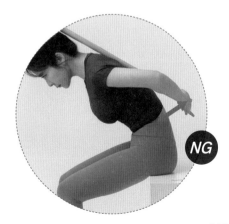

NG

주의 사항
1 허리를 숙일 때 고관절을 움직이지 않고 등을 굽혀 막대가 떨어지지 않도록 한다.
2 시작 자세로 돌아올 때 허리에 과도한 힘을 사용해 막대가 허리에서 떨어지지 않도록 한다.

3 | 에어플레인

목적   코어(복근) 강화 및 전신 운동

| 방법 |

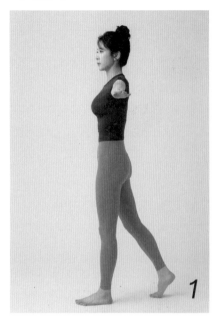 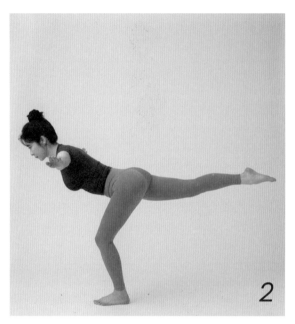

똑바로 선 자세에서 손바닥이 아래를 향하도록 팔을 옆으로 편다. 오른발을 뒤로 보내고 왼발로 서서 무릎을 살짝 구부린다.

왼쪽 무릎 각도를 유지한 상태에서 고관절을 구부려 몸통을 앞으로 기울인다. 이때 되도록 오른쪽 다리와 몸이 일직선이 되게 하며, 허리가 과도하게 젖혀지기 전까지 다리를 올린다. 5초간 유지하고 시작 자세로 돌아간다. 양쪽 10회씩 3세트 실시한다.

주의 사항
1 다리를 들고 유지할 때 양쪽 골반이 수평을 이루도록 한다.
2 다리를 들어 몸통과 일직선을 이룰 때 허리가 과도하게 젖혀지지 않도록 주의한다.
3 협착증(척추전방전위증)의 경우 다리를 몸통보다 높이 들지 않는다.

4 Y 밸런스 운동

목적 발목 안정성 및 균형 능력 회복

| 방법 |

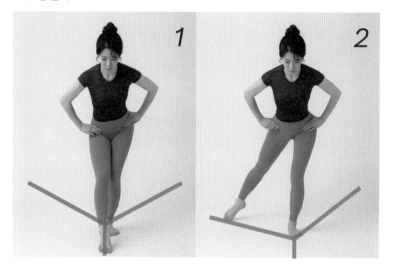

1. 바닥에 사진과 같이 Y자 모양으로 테이프를 붙이거나 타겟을 둔다. 왼쪽발을 세 선의 교차점에 두고 오른발은 그 앞에 둔다. 양손은 허리에 올리고 오른쪽 다리를 앞으로 최대한 멀리 뻗는다.

2. 오른쪽 다리를 시작 자세로 되돌아오고, 같은 방법으로 뒤 왼쪽과 뒤 오른쪽으로 발을 뻗는다. 발을 바꾸어 각각 10회씩 3세트 실시한다.

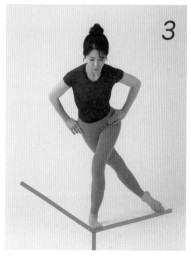

주의 사항

1 다리를 뻗을 때 가능한 몸통이 기울어지지 않도록 주의한다. 특히 다리를 앞으로 뻗을 때 몸통이 뒤로 넘어가거나 허리가 젖혀지지 않도록 한다.

2 뒤쪽으로 다리를 뻗을 때 골반이 다리를 뻗는 쪽으로 돌아가지 않도록 주의한다.

바르게 굽히기

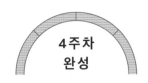

허리 재활에서 가장 중요한 부분인 힙힌지(hip-hinge), 즉 허리 전만 커브를 최대한 유지하면서 고관절을 깊숙하게 잘 숙여야 부상 없이 튼튼한 허리를 만들 수가 있다.

무거운 물건 들기

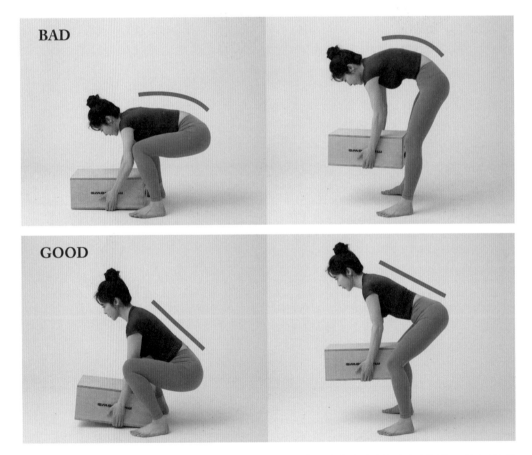

양쪽 골반 너비로 발을 벌리고 선 자세에서 하복부에 힘을 주어 고관절이 접히게 엉덩이를 뒤로 내밀면서 상체는 일직선으로 숙인다. 이 상태에서 다리에 힘을 주면서 복부 앞쪽 길이가 늘어나지 않도록 몸통을 일자로 세우면서 일어선다.

물건 줍기 & 신발끈 묶기

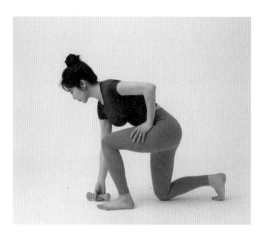

런지 자세로 한쪽 무릎은 세우고 한쪽 무릎은 고관절 아래 위치시킨다. 이 상태에서 고관절을 굽혀 상체를 숙이고 물건을 줍거나 신발끈을 묶은 후 다리에 힘을 주면서 상체를 세워 일어선다.

5장.

통증 예방하기
허리 강화 3단계 플랜

바른 자세 만들기가 어느 정도 익숙해지고 급성 통증이 가라앉았다면 다음의 3단계 운동을 통해 본격적으로 허리를 강화해 보자. 허리 재활 운동은 단순히 코어 근육만 강화한다고 되는 것이 아니라 호흡, 흉추와 고관절의 유연성, 복근과 둔근의 강화, 일상생활 동작과 비슷한 기능성 근육 운동이 허리 재활의 구성에 포함되어야 한다.

이번 장에서 소개하는 허리 강화 운동은 재활에 필요한 이러한 요소를 모두 포함하되, 단계별로 난이도가 높아지도록 구성했다. 1, 2, 3단계를 최소 주 3회 동작별로 10회씩 반복하고, 각 단계를 최소 2주씩 진행해야 제대로 근육 기억이 형성되어 효과를 볼 수 있다. 또한 동작을 하면서 통증이 있다면 그 동작은 아직 무리인 것이니 통증이 없어질 때까지는 단계를 올리지 말고 아프기 직전까지의 가동 범위와 횟수를 반복하는 것이 중요하다.

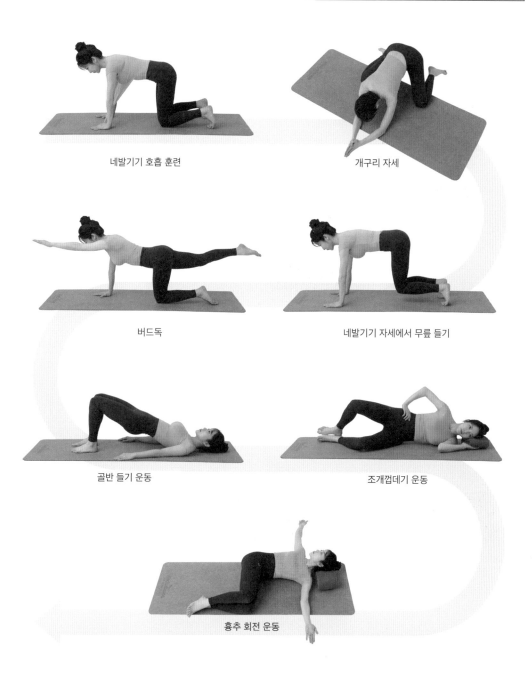

네발기기 호흡 훈련

개구리 자세

버드독

네발기기 자세에서 무릎 들기

골반 들기 운동

조개껍데기 운동

흉추 회전 운동

운동 영상
보기

1 네발기기 호흡 훈련

목적 흉곽과 횡격막의 유연성 확보

| 방법 |

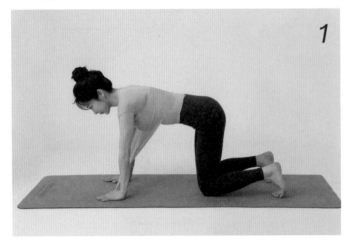

1. 손은 어깨 아래, 무릎은 골반 아래 위치하도록 네발기기 자세를 취한다(흉곽 쪽에 밴드를 걸치면 호흡을 더 잘 느낄 수 있다).

2. 갈비뼈의 아래, 뒤쪽 흉곽이 넓어지도록 등 뒤로 숨을 들이마신다. 이때 횡격막 아래도 길어지는 상상을 한다.

3. 배꼽을 등으로 당겨 장기를 등 쪽으로 밀어낸다는 느낌으로 복부를 수축하고 아래 갈비뼈가 아코디언처럼 좁아지도록 한다. 이때 횡격막이 다시 심장 쪽으로 올라간다고 상상을 해본다. 들숨과 날숨의 시간이 비슷하게 10회 실시한다.

주의 사항
1 들숨에 등이 굽어지고 날숨에 허리가 꺾이지 않도록 몸통은 일자를 유지한다.
2 숨을 쉬는 동안 아래 흉곽과 배꼽 사이에 힘이 집중되어야 하며, 승모근이나 쇄골 부위 근육이 긴장되지 않아야 한다.

2 개구리 자세

목적 고관절 유연성 회복

| 방법 |

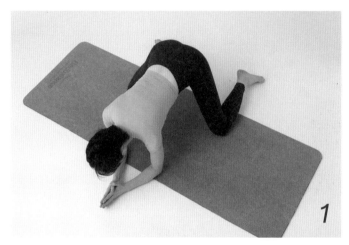

네발기기 자세를 취한 후 양 무릎을 골반보다 넓게 벌린다. 팔꿈치를 접어 바닥에 댄다.

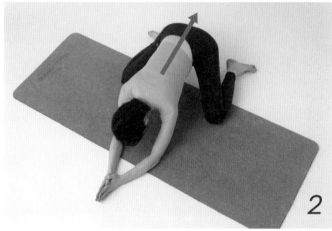

복부에 힘을 주어 요추 전만이 유지되는 지점까지만 엉덩이를 발 쪽으로 이동한 후 다시 원위치로 돌아온다. 10회씩 3세트 실시한다.

주의 사항

1 엉덩이가 뒤로 갈 때 양쪽 골반이 똑같은 높이를 유지하도록 한다.

2 운동을 하는 동안 허리가 굽혀지지 않도록 주의한다(끝 범위에서 약간의 요추 굴곡은 자연스러운 움직임으로 허용한다).

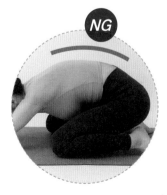

3 네발기기 자세에서 무릎 들기

목적 코어(복근) 및 대퇴사두근 강화

| 방법 |

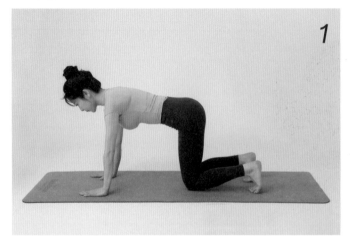

1

손은 어깨 아래, 무릎은 골반 아래 위치하도록 네발기기 자세를 취한다.

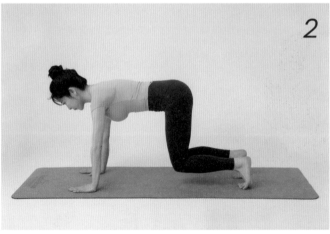

2

양 무릎을 바닥과 평행하게 10cm 정도 들고 30초간 유지한다. 3회씩 3세트 실시한다.

주의 사항

1 손목에 통증이 있으면 주먹을 쥐거나 푸시업 바를 이용한다.

2 무릎을 너무 많이 들어 과도하게 허리가 굽혀지지 않도록 한다.

3 고개가 어깨보다 아래로 떨어지지 않게 복부와 등에 힘을 주어 손으로 땅을 밀어낸다.

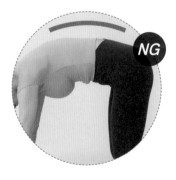

NG

4 버드독

목적 코어(복근) 및 대퇴사두근 강화

| 방법 |

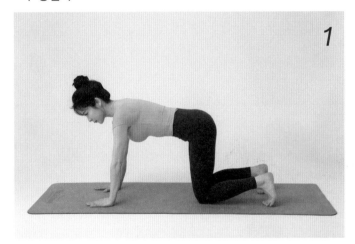

손은 어깨 아래, 무릎은 골반 아래 위치하도록 네발기기 자세를 취한다.

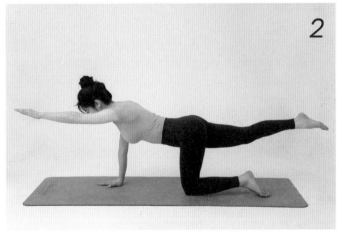

코어에 힘을 주고 왼쪽 팔과 오른쪽 다리를 바닥과 평행하도록 동시에 뻗은 후 시작 자세로 돌아온다. 한쪽당 10회씩 3세트 실시한다.

주의 사항

1 처음에는 팔과 다리가 수평을 이루는 것보다 몸통의 흔들림을 최소화하려고 노력한다(어깨가 기울여지지 않는 범위에서 팔을 뻗고, 골반이 틀어지지 않는 범위에서 다리를 미는 느낌으로 든다).

2 다리를 들 때 허리가 젖혀지거나 골반이 돌아가지 않도록 양측 복부에 단단히 힘을 준다.

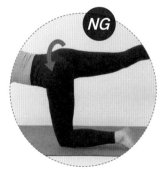

5 골반 들기 운동

목적 대둔근 강화

| 방법 |

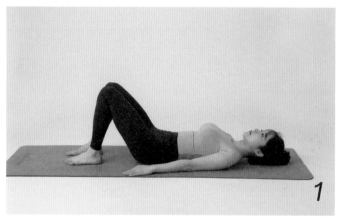

바닥에 누운 후 다리를 골반 너비로 벌려 무릎을 세운다. 팔은 손바닥이 아래로 가도록 바닥에 내린다.

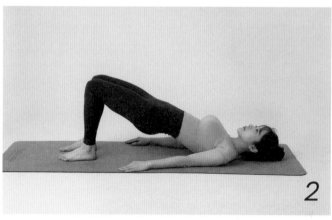

발바닥으로 바닥을 누르면서 엉덩이, 허리, 등 순서로 천천히 들어 올린다. 10초간 유지한 후 등, 허리, 엉덩이 순서로 내린다. 10회씩 3세트 실시한다.

주의 사항

1 순서를 지켜 허리에 과도한 힘이 들어가기 전까지 엉덩이를 들어 올린다(엉덩이보다 허리에 힘이 더 들어가면 즉시 중지하고 원위치로 돌아온다).

2 엉덩이에 힘이 들어가지 않고 햄스트링을 쓰게 되면 쥐가 날 수 있으니 양쪽 엉덩이 아래 스마일 라인이 또렷해진다는 느낌으로 둔근에 힘을 준다.

3 가슴부터 골반 사이가 일직선이 되어야 하며, 가슴과 허리를 들어 올려 요추 과신전이 되지 않도록 한다.

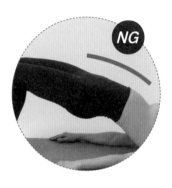

6 조개껍데기 운동

목적 중둔근 강화 및 고관절 가동성 회복

| 방법 |

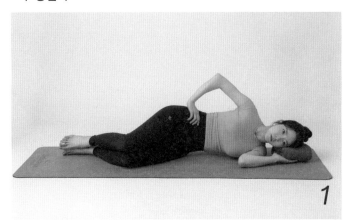

베개나 수건을 접어 머리에 대고 오른쪽을 보고 옆으로 누운 후 양 발을 붙이고 무릎을 45° 굽힌다.

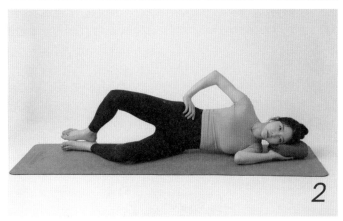

복부에 힘을 주고 허리 커브 그대로 골반을 움직이지 않고 고관절을 외회전해 오른쪽 무릎을 높이 들어 올린 후 다시 천천히 내린다. 양쪽 10회씩 3세트 실시한다.

주의 사항

1 다리를 들어 올릴 때 허리가 앞으로 휘지 않도록(골반이 전방 경사 되지 않도록) 주의한다.

2 다리를 들어 올릴 때 몸통의 회전이 일어나지 않는 범위까지 다리를 들어 올린다.

3 다리를 돌릴 때 몸통이 자꾸 돌아간다면 벽에 등을 기대고 실시한다.

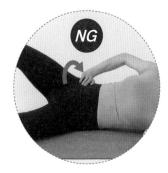

7 흉추 회전 운동

목적 흉추 가동성 및 체간회전근 이완

| 방법 |

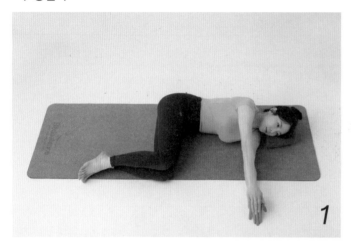

베개나 수건을 접어 머리에 대고 오른쪽을 보고 옆으로 누운 후 양발을 붙이고 무릎을 90° 굽힌다. 양팔은 앞으로 뻗어 손바닥을 모은다.

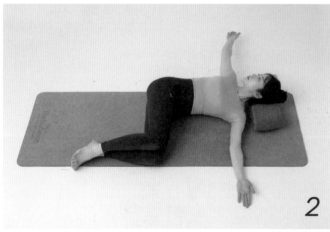

양 무릎이 떨어지지 않게 유지하면서 오른쪽 팔과 몸통을 통증이 없는 범위까지 왼쪽으로 회전한다. 3초간 유지한 후 시작 자세로 돌아간다. 양쪽 10회씩 3세트 실시한다.

주의 사항

1 몸통을 회전하는 동안 바닥 쪽 무릎이 지면에서 떨어지지 않도록 한다.

2 팔이 몸통과 일직선이 되어 돌아가야 하며 팔만 뒤로 젖히지 않는다.

3 통증이 발생하면 즉시 멈추고 시작 자세로 돌아간다.

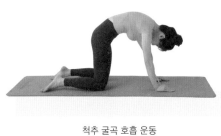

척추 굴곡 호흡 운동

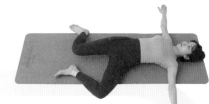

고관절 회전 운동

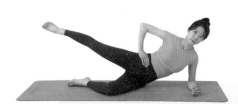

사이드 플랭크 자세에서 다리 들기

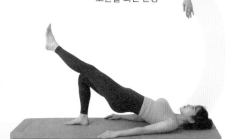

한쪽 다리 골반 들기

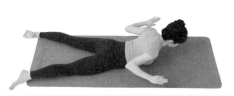

엎드려 수영하기

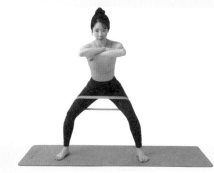

밴드 사이드 워킹

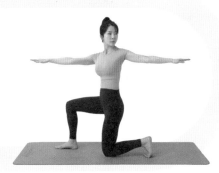

런지 자세 팔 돌리기

운동 영상
보기

1 척추 굴곡 호흡 운동

목적) 흉곽과 횡격막의 호흡근 강화

| 방법 |

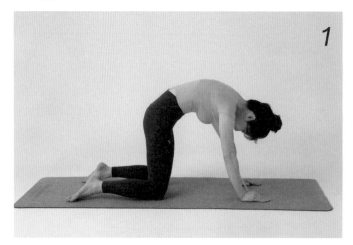

네발기기 자세를 취한 후 등에 밴드를 걸치고 양손으로 잡는다. 들숨에 밴드가 늘어나도록 고양이 자세로 척추를 굽히면서 흉곽을 확장한다. 이때 횡격막이 아래로 길어지는 느낌을 갖는다.

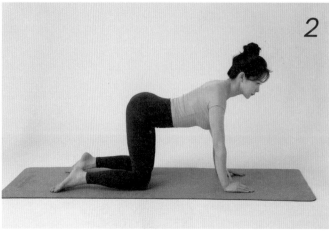

날숨에 다시 흉곽을 수축하면서 척추를 제자리로 돌아온다. 이때 횡격막이 다시 심장 쪽으로 올라가는 느낌을 갖는다. 들숨과 날숨의 시간이 비슷하도록 10회씩 시행한다.

주의 사항

1 숨을 쉬는 동안 아래 흉곽과 배꼽 사이에 힘이 집중되도록 한다.
2 승모근이나 쇄골 부위 근육이 긴장되지 않아야 한다.
3 등을 굽힐 때 허리가 아프다면 전만 커브를 유지한 채 호흡한다.

2 고관절 회전 운동

목적 고관절 유연성(가동성) 회복

| 방법 |

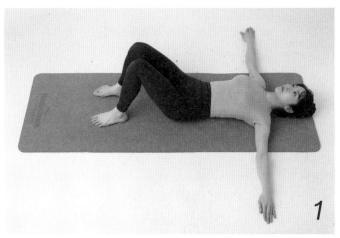

바닥에 누운 후 다리를 골반 너비로 벌려 무릎을 세우고, 손바닥이 바닥을 향하도록 팔을 양쪽으로 뻗는다.

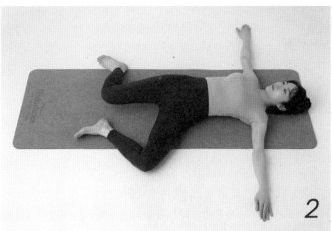

상체는 최대한 고정하고 왼쪽 고관절은 외회전, 오른쪽 고관절은 내회전해 양쪽 무릎이 왼쪽을 향하게 한다. 10초간 유지하고 시작 자세로 돌아온다. 양쪽 10회씩 실시한다.

주의 사항

1 다리를 움직이는 동안 양쪽 골반이 돌아가는 정도가 다르거나 한쪽이 땅에 닿지 않는지 등을 확인한다.

2 다리를 움직일 때 내회전하는 쪽 엉덩이가 10cm 이상 들리지 않도록 한다.

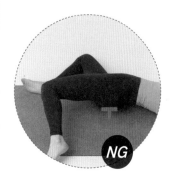

3 한쪽 다리 골반 들기

목적 대둔근 강화

| 방법 |

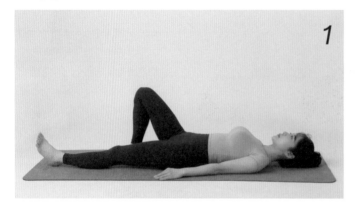

1 바닥에 누워 오른쪽 무릎을 세우고 왼쪽 다리는 편다. 팔은 손바닥이 아래를 향하도록 몸통 옆에 자연스럽게 둔다.

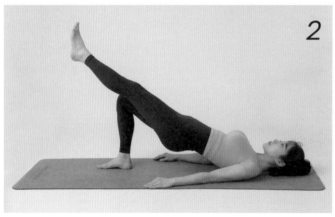

2 왼쪽 다리를 오른쪽 허벅지와 평행을 이루는 높이까지 들어 올린 후 그 상태로 엉덩이를 천천히 들어 올린다. 10초간 유지하고 천천히 엉덩이를 내린다. 10회 실시한다.

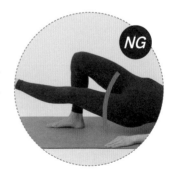

주의 사항

1 엉덩이를 들 때 양쪽 골반의 수평을 유지한다(무릎을 편 쪽 골반이 디딘 쪽 골반보다 아래로 떨어지지 않도록 주의한다).

2 허리에 과도한 힘이 들어가기 전까지만 엉덩이를 들어 올린다.

4 | 사이드 플랭크 자세에서 다리 들기

목적 코어(복근) 및 중둔근 강화

| 방법 |

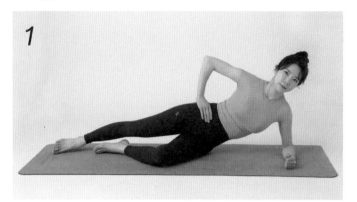

왼쪽 팔을 굽혀 팔꿈치가 어깨 아래 오도록 옆으로 누운 후 오른쪽 손은 골반 위에 둔다. 왼쪽 무릎은 90° 굽히고, 오른쪽 다리는 몸통과 직선이 되도록 편다.

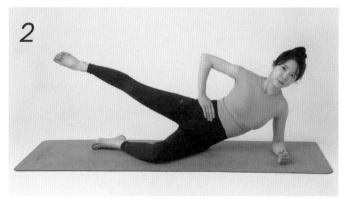

오른쪽 다리를 지면에 수평이 될 때까지(가능하다면 그 이상) 들고 5~10초간 유지한 후 내린다. 양쪽 10회씩 실시한다.

주의 사항

1 운동을 하는 동안 바닥을 지지하는 쪽 어깨뼈에 힘을 주어 움츠리지 않는다.

2 시작 자세 및 운동 중 위쪽 다리가 몸통보다 앞으로 향하지 않도록 한다.

3 위쪽 다리를 들 때 옆구리를 과도하게 쓰지 않고 중둔근을 수축하여 다리를 든다.

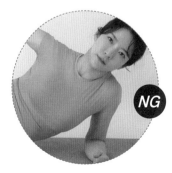

NG

5 엎드려 수영하기

목적 흉추 신전근, 후면 사슬 강화

| 방법 |

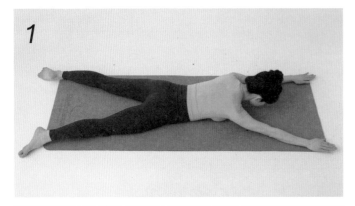

엎드린 자세에서 발을 골반보다 넓게 벌리고, 손바닥이 아래를 향하게 Y자로 팔을 뻗는다.

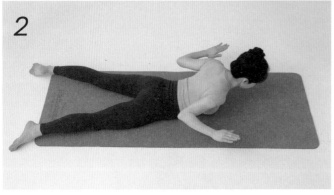

팔꿈치를 접어 W모양을 만들면서 상체를 바닥에서 띄운 후 시작 자세로 돌아온다. 10회 실시한다.

주의 사항

1 팔을 올릴 때 허리를 꺾는 것이 아니라 복부에 힘을 주어 중립을 유지한 채 흉추를 신전시킨다.

2 날개뼈를 살짝 안으로, 아래로 위치시켜 팔을 들어 올린다. 날개뼈가 앞으로 엎어진 채로 팔을 들어 올리거나 상부 승모근을 써서 어깨를 으쓱한 채로 팔을 들어 올리지 않는다.

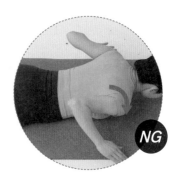

NG

6 런지 자세 팔 돌리기

목적 흉추 회전 유연성 향상

| 방법 |

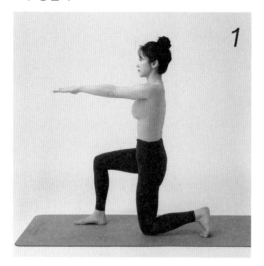
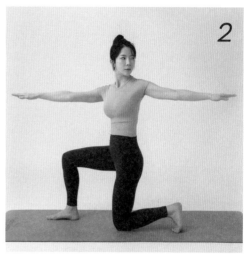

골반 너비만큼 다리를 벌리고 선 후 오른쪽 다리는 90°로 굽혀 무릎을 세우고, 왼쪽 다리는 무릎을 꿇는다. 양팔은 가슴 앞으로 뻗는다.

왼쪽 팔을 돌려 몸통 뒤로 보낸 후 제자리로 돌아온다. 이때 시선은 움직이는 손끝을 바라본다. 양쪽 10회 실시한다.

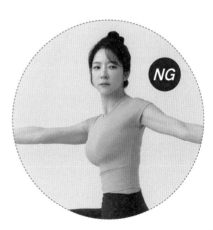

주의 사항
1. 골반이나 허리는 고정하고 배꼽 위 흉추가 돌아가도록 한다.
2. 몸통이 돌아가야하며, 팔이 과하게 꺾여서는 안 된다.

7 밴드 사이드 워킹

목적 코어(복근) 및 중둔근 강화

| 방법 |

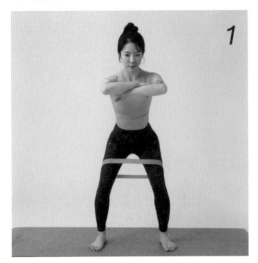

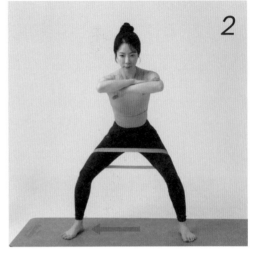

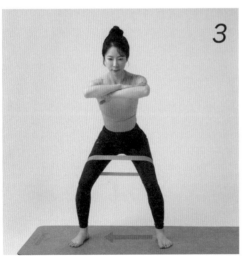

1. 양발을 어깨보다 넓게 벌리고 선다. 허벅지 중간 높이에 밴드를 차고 무릎을 살짝 굽혀 기마 자세를 만든다(강도를 높이려면 밴드를 발목에 찬다).

2. 왼발을 고정하고 오른발은 간격을 넓게 벌려 이동한다.

3. 오른발을 고정하고 왼발을 움직여 처음 간격으로 맞춘다. 5걸음씩 왕복하는 것을 3분간 실시한다.

주의 사항
1 옆으로 이동하는 동안 몸통과 골반의 각도를 유지한다.
2 양발이 일직선상에서 움직이도록 한다.

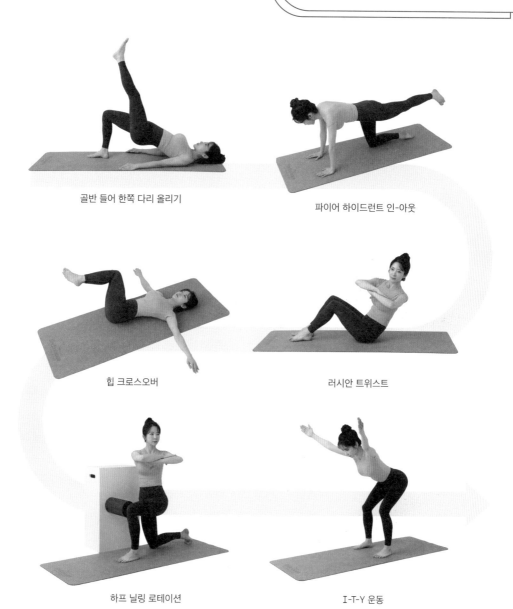

골반 들어 한쪽 다리 올리기

파이어 하이드런트 인-아웃

힙 크로스오버

러시안 트위스트

하프 닐링 로테이션

I-T-Y 운동

1 골반 들어 한쪽 다리 올리기

목적) 둔근 및 하지 강화

| 방법 |

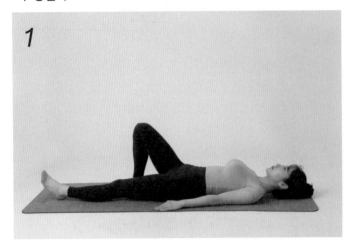

바닥에 누워 오른쪽 무릎을 세우고 왼쪽 다리는 편다. 팔은 손바닥이 아래를 향하도록 몸통 옆에 자연스럽게 둔다.

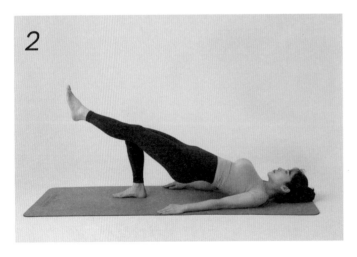

왼쪽 다리를 오른쪽 허벅지와 평행이 될 때까지 들어 올린다.

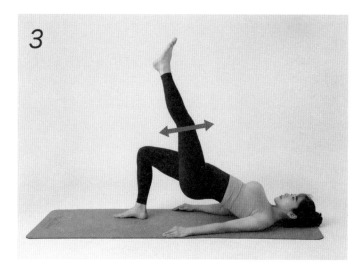

왼쪽 다리를 올릴 수 있을 때까지 더 올린 후 발끝을 천장을 향하게 올렸다가 내렸다가를 5회 반복하고 천천히 엉덩이를 내린다. 양쪽 번갈아 5회씩 3세트를 실시한다.

주의 사항

1 다리를 천장으로 뻗을 때 골반이 떨어지거나 돌아가지 않게 양쪽 골반의 수평을 유지한다.

2 다리를 올리고 내릴 때 허리가 굽혀지거나 펴지지 않도록 고정한다.

2 파이어 하이드런트 인-아웃

목적 둔근 강화 및 고관절 가동성 회복

| 방법 |

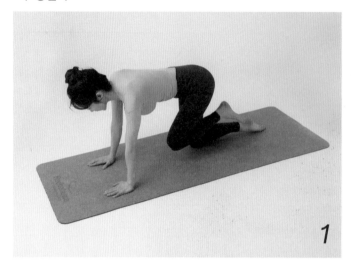

네발기기 자세에서 요추 만곡을
유지한 상태로 왼쪽 무릎을 가슴
가까이 끌어당긴다.

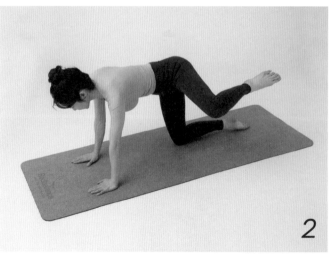

골반을 바닥과 평행하게 유지한
채 왼쪽 다리를 허벅지를 옆으로
벌려 올린다.

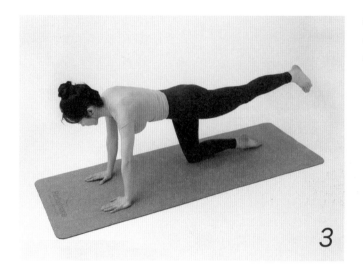

왼쪽 다리가 몸통과 일직선을 이
룰 때까지 뒤로 민다. 양쪽 10회
씩 3세트 실시한다.

3

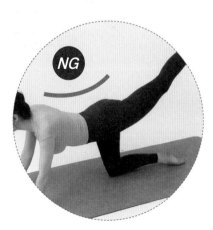

NG

주의 사항

1 다리를 옆으로 올릴 때 골반이 움직여지
지 않도록 유지한다.

2 다리를 뒤로 밀 때 허리가 젖혀지지 않게
한다.

3 러시안 트위스트

목적 흉곽과 횡격막의 호흡근 강화

| 방법 |

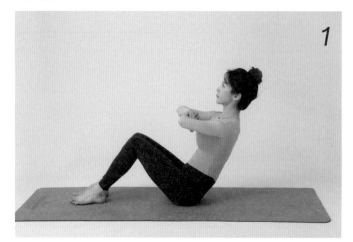

바닥에 앉아 무릎을 세워 발바닥을 지면에 밀착하고 몸통이 지면과 45°를 이루도록 몸을 뒤로 기울인다. 팔은 가슴 앞에 교차한다.

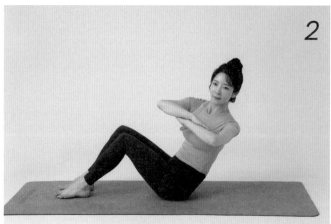

몸통에 힘을 준 채 통증이 없는 범위까지 왼쪽으로 회전한 후 1~2초간 멈추고 시작 자세로 돌아온다. 양쪽 10회씩 3세트 실시한다.

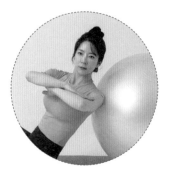

주의 사항
1 디스크 탈출증이 있는 사람은 의자에 앉아 상체를 뒤로 기울이거나 짐볼에 등을 기대어 실시한다.
2 동작 중에 허리가 굽어지지 않도록 한다.

4 힙 크로스오버

목적 코어(복근) 강화

| 방법 |

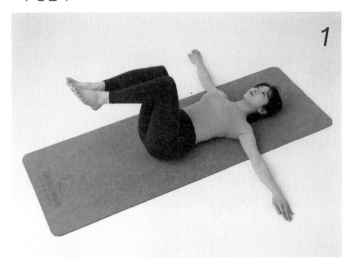

바닥에 바로 누운 후 양팔은 손바닥이 아래를 향하도록 옆으로 뻗는다. 고관절과 무릎이 각각 90°를 이루도록 양쪽 다리를 들어 올린다.

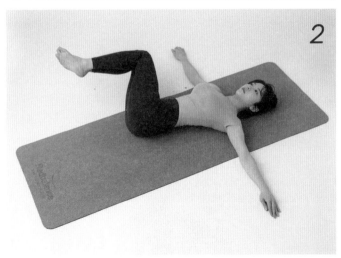

배에 힘을 주고 통증이 없는 범위 내에서 다리를 오른쪽으로 최대한 내린다.

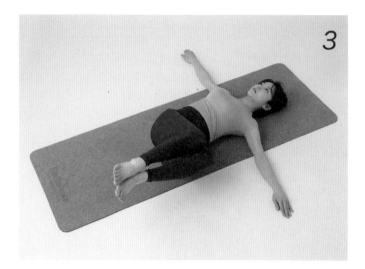

방향을 바꾸어 왼쪽으로 최대한
내린 후 시작 자세로 돌아온다.
10회씩 3세트 반복한다.

주의 사항

1 코어가 약할 경우 90° 이상 고관절을 굽혀 무릎을 가슴 쪽으로 당겨서 실시한다.

2 다리를 내릴 때 반대쪽 어깨가 바닥에서 떨어지지 않도록 상체는 고정한다.

5 하프 닐링 로테이션

목적 코어(복근) 강화 및 전신 운동

| 방법 |

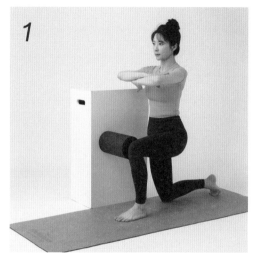

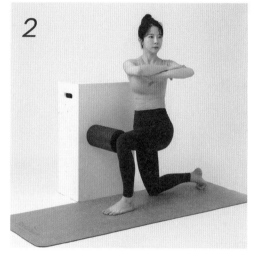

오른쪽 무릎을 꿇은 상태에서 왼쪽 무릎을 90°로 세운다. 팔은 가슴 앞에 교차한다.

등을 곧게 편 상태로 통증이 없는 범위까지 왼쪽 어깨를 회전하고 5초간 멈춘 후 몸통이 기울어지지 않도록 유지하면서 시작 자세로 돌아온다. 양쪽 10회씩 3세트 실시한다.

주의 사항

1 준비 자세에서 골반이 과도하게 기울어진 경우 꿇은 쪽 무릎 아래 수건 등을 받쳐 골반의 수평을 맞춘다.

2 준비 자세에서 90° 세운 무릎이 안쪽으로 움직일 경우 사진과 같이 무릎과 벽 사이에 짧은 폼 롤러를 끼워 무릎을 지지한다.

3 준비 자세가 불안할 경우 복근에 힘을 주고 시작 자세를 10~20초간 유지한다.

6   I-T-Y 운동

목적   날개뼈 안정화 및 기립근 강화, 전신 운동

| 방법 |

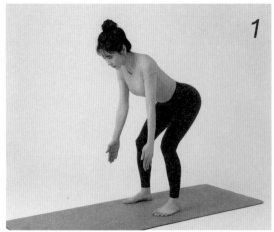

바르게 선 후 무릎과 고관절을 굽혀 상체를 45° 이상 앞으로 숙인다. 양팔은 어깨 아래로 떨어지도록 내린다.

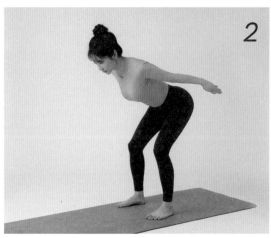

어깨에서 팔꿈치까지는 움직이지 않게 천천히 팔을 뒤로 돌려 I자를 만든 후 2~3초간 멈추고 팔이 움직이지 않게 천천히 시작 자세로 돌아온다.

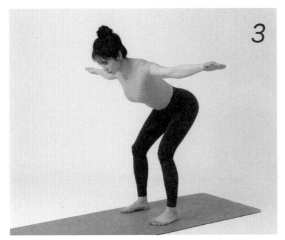

양팔을 옆으로 뻗어 T 자를 만든 후 2~3초간 멈췄다가 천천히 시작 자세로 돌아온다.

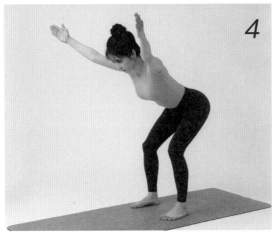

양팔이 귀 옆으로 오도록 45° 위로 올려 Y자를 만든 후 2~3초간 멈췄다가 천천히 시작 자세로 돌아온다. ①~④를 10회 1세트로 3세트 실시한다.

주의 사항

1 중, 하부 승모근을 이용하는 동작이며, 상부 승모근에 과하게 힘이 들어가면 어깨가 딱딱해지면서 긴장감이 생기므로 날개뼈 사이 몸통 근육에 힘이 실리도록 집중한다.

2 허리가 과신전되어 꺾이지 않도록 복부에 힘을 줘 척추 중립을 유지한다.

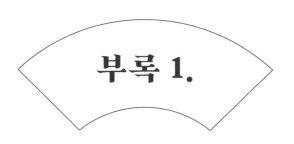

부록 1.

헬스장에서 할 수 있는
허리 강화 운동

앞서 집에서 누구나 따라할 수 있는 맨몸 운동 위주로 설명했다면, 이번에는 소도구를 이용하거나 헬스장에서 기구를 사용하는 허리 강화 운동을 소개한다.

한쪽 발 올리고 뒤로 런지하기

한쪽 발을 올리면 고관절이 더 깊게 굽혀지면서 허리에 안정감을 주고 척추를 곧게 세울 수 있으며, 허벅지와 엉덩이 근육에 더 힘을 쓸 수 있다. 여기에 뒤쪽 다리는 고관절 스트레칭이 되기 때문에 허리 재활에 필요한 요소를 한꺼번에 갖춘 일석삼조의 운동이다. 앞쪽 무릎이 발목보다 앞으로 나가면 대퇴 사두근에 힘이 들어가고, 발목보다 뒤쪽으로 오면 엉덩이에 자극이 간다.

| 방법 |

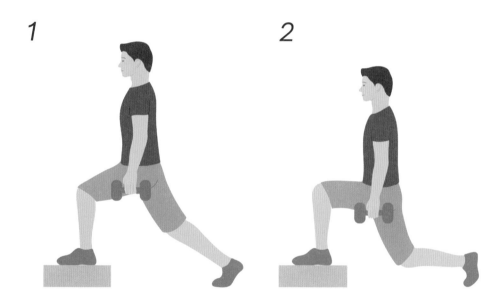

1 덤벨을 들고(맨손도 가능) 한쪽 발을 스텝 박스에 올린다. 다른 쪽 발은 보폭보다 1.5배 뒤로 보낸 후 발끝을 바닥에 댄다.

2 상체를 세운 상태로 양쪽 무릎이 90°로 굽혀질 때까지 내려간 후 최저 지점에서 뒤쪽 발을 밀면서 올라온다. 양쪽 5회씩 3세트 실시한다.

주의 사항　숙일 때 상체가 숙여지지 않도록 코어에 힘을 유지해야 하며, 뒤쪽 발의 무릎과 발 방향이 앞발과 평행하도록 유지한다.

고블릿 스쿼트

가슴 앞에서 덤벨이나 케틀벨을 들면 허리 주위 근육에 긴장감이 생겨서 앞으로 꺾이거나 회전하는 전단력을 막을 수 있게 되어 요추 안정화에 도움이 된다. 또한 척추를 수직으로 세워서 더 깊게 힙힌지를 만들 수 있다.

| 방법 |

1

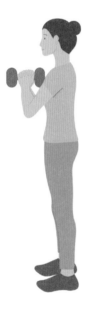

발을 골반 너비보다 약간 넓게 벌리고 선 후 발끝을 30° 바깥으로 향하게 한다. 갈비뼈에 팔꿈치를 고정하고 턱 아래서 덤벨을 잡는다.

2

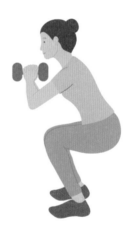

골반과 무릎을 구부려서 천천히 몸을 낮춘다. 이때 팔꿈치는 바닥을 향하게 한다. 최저 지점에서 2초간 멈췄다가 다시 시작 위치로 돌아간다. 10회씩 3세트 실시한다.

주의 사항

1 덤벨이나 케틀벨은 무거운 무게를 드는 것이 아니라 척추와 고관절 움직임을 컨트롤하는 것이 목적이므로 가벼운 무게를 들어 척추를 안정화한다.

2 운동의 시작부터 끝까지 허리가 굽혀지지 않도록 복부의 긴장감을 풀지 않는다.

3 **로만 체어 버티기**

로만 체어 경사에서 버티는 동작 만으로도 엉덩이 및 기립근의 근력, 지구력을 강화할 수 있다. 뿐만 아니라 천천히 고관절 힙힌지를 연습하면서 발, 엉덩이, 허리 근육 사용 순서를 익힐 수 있어 데드리프트나 스쿼트와 같은 힙힌지 운동을 할 수 있는 컨디션을 만들 수 있다.

| 방법 |

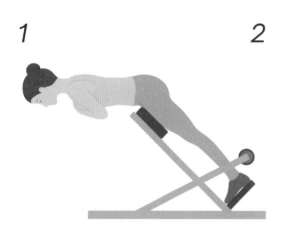

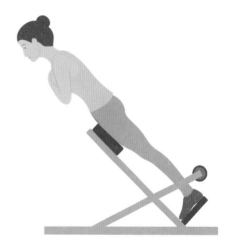

패드가 장골(튀어나온 골반뼈) 아래에 오도록 위치시킨다. 발바닥으로는 지면을 밀어내는 느낌으로 힘을 줘서 바닥을 단단히 지지한다.

엉덩이 양쪽이 가까워지는 느낌으로 둔근과 햄스트링에 힘을 주면서 상체를 세운 후 5~10초간 멈춘다. 이때 허리가 굽혀지거나 펴지지 않게 중립 상체를 유지한다. 내려갈 때는 허리의 중립 커브를 유지하면서 지면과 수평이 되게 또는 45° 정도만 숙인다. 10회씩 3세트 실시한다.

주의 사항

1 패드를 골반 보다 높게 세팅하면 고관절의 굴곡이 일어나지 못하고 허리가 굽혀지게 되므로 골반 장골보다 아래로 세팅한다.

2 엉덩이와 햄스트링에 힘을 주지 않은 채 허리에만 힘을 줘서 굽히고 펴게 되면 오히려 허리 디스크에 손상을 일으킬 수 있다.

3 상체를 45° 이상 숙이지 않는다.

원레그 데드 리프트

한 발로 지탱하면서 발과 발목의 안정성을 키우고, 골반의 위치를 지탱하면서 중둔근이나 요방형근을 강화해 걷기 및 허리 굽히기 등의 일상생활 동작에 필요한 요추 안정성을 키울 수 있다.

| 방법 |

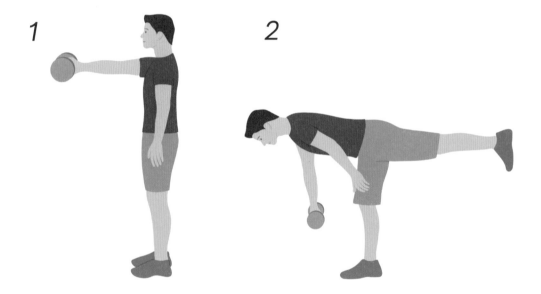

발을 골반 너비로 벌리고 엄지발가락, 새끼발가락, 뒤꿈치에 골고루 힘을 주면서 지면을 발로 움켜쥐듯이 선다. 오른쪽 손에 덤벨을 잡고 앞으로 뻗는다.

왼쪽 다리를 뒤로 보내면서 오른쪽 무릎은 20°가량 살짝 굽히고, 고관절을 접어 상체를 앞으로 숙인다. 이때 숙인 상체와 다리가 일직선이 되고, 골반은 나란히 수평이 되도록 한다. 10회씩 3세트 실시한다.

주의 사항

1 발끝을 들어 올리는 느낌이 아니라 엉덩이부터 힘을 줘서 등과 햄스트링을 연결한다는 느낌으로 다리를 편다.

2 들어 올린 다리가 몸의 중앙으로 치우치면 동측 골반이 위로 올라가게 되므로 다리를 바깥으로 뻗는다는 느낌을 가진다. 동작을 하는 동안 양측 골반에서 갈비뼈 사이의 복부 길이를 동일하게 유지한다.

5 **케이블 당기기**

허리에서 어깨까지의 몸통 후면부 근육을 강화할 뿐만 아니라 팔이 움직이는 동안 몸통을 고정하면서 코어 근육을 강화하고 요추부 안정성을 키울 수 있다.

| 방법 |

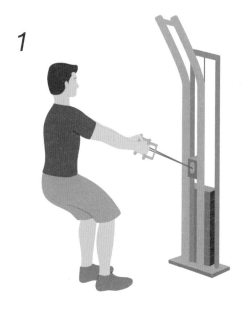

1

발을 골반 너비로 벌리고 선 후 무릎은 살짝 굽힌다. 상체를 세우고 가슴을 연다.

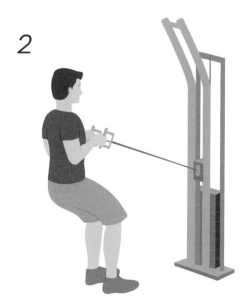

2

쇄골이 넓어지고 날개뼈가 뒤에서 모이도록 핸들을 뒤로 당긴다. 척추를 고정한 채 쇄골 너비를 유지하고 날개뼈 사이 근육의 긴장감을 유지하면서 길어진다는 느낌으로 천천히 제자리로 돌아간다. 10회씩 3세트 실시한다.

주의 사항

1 몸통이 움직이지 않도록 상체 척추 각을 유지한 채 팔만 움직인다.

2 중량이 무거워지면 상체를 굽히면서 목이나 상부 어깨 쪽이 과하게 힘이 들어가 오히려 목 통증이나 두통을 일으킬 수 있으므로 몸통을 컨트롤할 수 있는 가벼운 무게부터 시작한다.

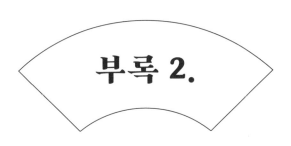

부록 2.

만성 요통에 도움이 되는
트리거 포인트 마사지

트리거 포인트(trigger point)란 통증 유발점으로, 근육내 염증 부위가 국소적으로 수축하고 제자리로 돌아가지 못한 채 딱딱하게 변성되어 버린 구조물이다. 이로 인해 혈류가 원활하지 않고 염증 물질이 잘 씻겨 나가지 못하면서 인접한 다른 부위까지도 만성적 통증을 일으키기 때문에 통증 유발점이라고 부른다. 병원에서는 트리거 포인트를 풀어주기 위해 주사를 놓거나 충격파 치료를 시행하기도 한다.

여기서는 흔히 허리와 골반 부위 만성 통증의 원인이 되는 트리거 포인트 및 연관통 지점의 마사지 방법을 소개한다. 그림을 보고 통증 패턴이 비슷한 부위를 찾아 눌렀을 때 통증이 있다면 그 부위를 수시로 마사지한다.

•통증 부위 그림에서 작은 동그라미가 트리거 포인트, 넓게 칠해진 부분이 연관통 지점이다.

① 요방형근 볼 마사지

통증 부위

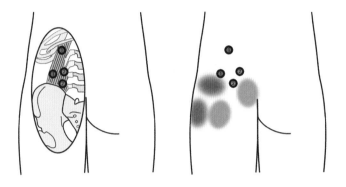

| 방법 |

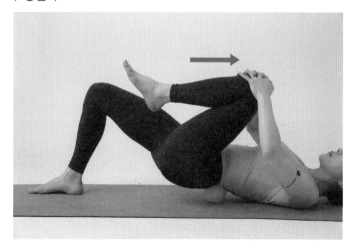

골반 위 옆구리 안쪽으로 마사지볼(테니스공)을 대고 눕는다. 천천히 움직여 가장 아픈 포인트를 찾은 후 무릎을 가슴으로 당겨 마사지볼을 30~60초간 지그시 누른다.

이상근 볼 마사지

통증 부위

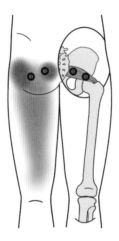

| 방법 |

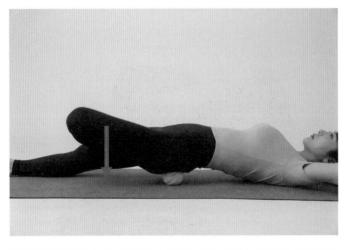

왼쪽 엉덩이 가운데 마사지볼(테니스공)을 대고 바로 누운 다음 왼쪽 무릎을 굽혀 오른쪽 무릎에 올린다. 엉덩이 가운데를 기준으로 1~2cm 움직여 무릎을 아래로 내렸을 때 가장 아픈 부위를 찾은 후 왼쪽 무릎을 바닥쪽으로 30~60초간 누른다.

중둔근 볼 마사지

통증 부위

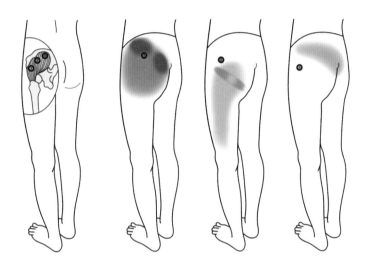

| 방법 |

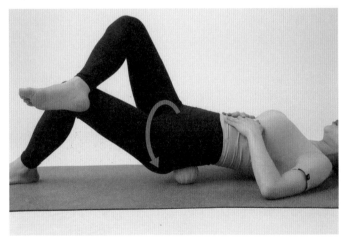

왼쪽 엉덩이 아래에 마사지볼(테니스공)을 대고 바로 눕는다. 왼쪽 무릎을 세운 후 오른쪽 발목을 왼쪽 무릎에 올려 4자 모양을 만든다. 몸을 왼쪽으로 돌려 30초간 누른다. 몸을 양옆으로 돌리다가 통증이 발생할 경우 그 자리에서 멈춰 30~60초간 유지한다.

④ 장요근 볼 마사지

통증 부위

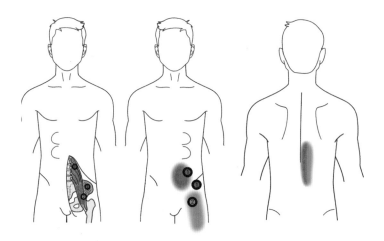

| **방법** |

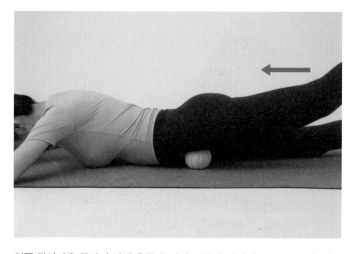

왼쪽 튀어나온 골반뼈 아래 움푹 들어간 부분에 마사지볼(테니스공)을 대고
엎드린다. 몸을 움직여 가장 아픈 지점을 찾은 후 골반이 돌아가지 않게 왼
쪽 무릎을 천천히 접었다가 내려놓는다. 양쪽 10회씩 3세트 실시한다.

햄스트링 롤 마사지

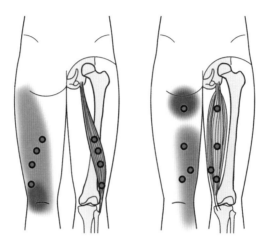

| 방법 |

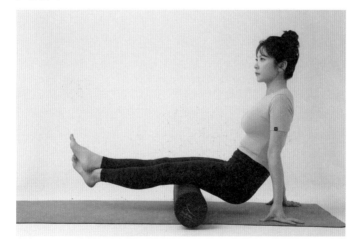

왼쪽 무릎 뒤에 폼롤러를 둔 후 다리를 곧게 펴고 오른쪽 다리를 왼쪽 발목에 올린다(동작이 어렵다면 양쪽 다리를 폼롤러에 올린다). 손은 뒤로 짚어 체중을 지지한다. 등을 곧게 펴고 폼롤러가 엉덩이에 닿을 때까지 폼롤러를 위아래로 굴린다. 양쪽 각각 30~60초씩 실시한다.

6 허벅지 외측(장경인대 & 외측 광근) 롤 마사지

통증 부위

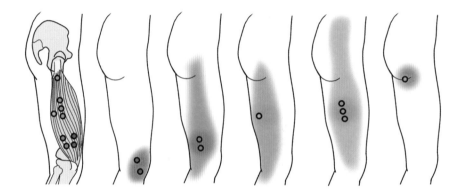

| 방법 |

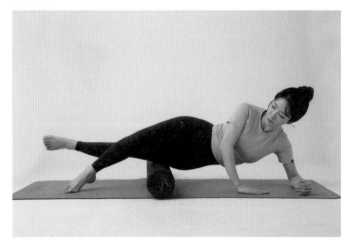

왼쪽 무릎 위쪽에 폼롤러를 두고 옆으로 누운 후 왼쪽 팔꿈치와 오른쪽 손으로 체중을 지지한다. 오른쪽 다리를 왼쪽 다리 위로 교차해 발을 바닥에 댄다. 가능하면 몸과 다리를 일직선으로 유지하면서 폼롤러가 허벅지 중간에 위치할 때까지 폼롤러를 위아래로 굴린다. 양쪽 각각 30~60초씩 실시한다.

7 ## 대퇴사두근 및 고관절 굴곡근 롤 마사지

통증 부위

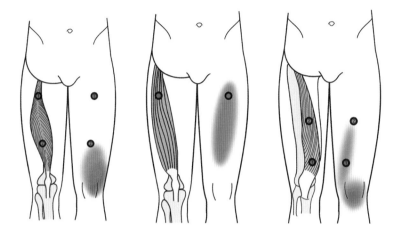

| 방법 |

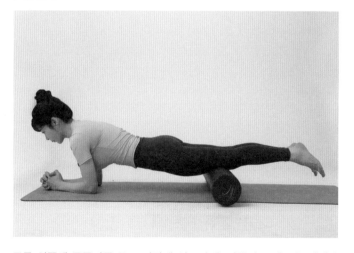

무릎 위쪽에 폼롤러를 두고 바닥에 엎드린 후 팔꿈치로 체중을 지지한
다. 이때 한쪽 다리를 다른 쪽 다리 위에 교차되도록 올리면 자극이 더 강
하게 느껴진다. 폼 롤러가 허벅지 위쪽에 닿을 때까지 위아래로 폼롤러를
굴린다. 양쪽 각각 30~60초씩 실시한다.

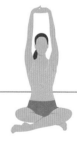